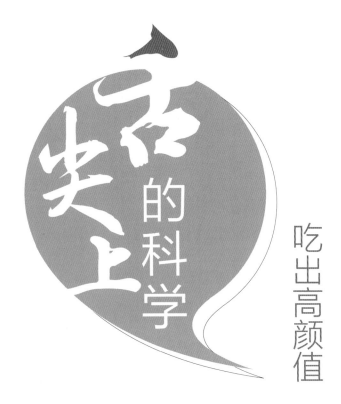

舌尖上的科学

的科学

吃出高颜值

丛书总主编/张新渝

本册编著◎高原菊　周　霞

中国医药科技出版社

图书在版编目（CIP）数据

舌尖上的科学：吃出高颜值 / 高原菊，周霞编著 . — 北京：
中国医药科技出版社，2016.7

ISBN 978-7-5067-8346-0

Ⅰ . ①舌…　Ⅱ . ①高…　②周…　Ⅲ . ①美容—食物
疗法　Ⅳ . ① R247.1

中国版本图书馆 CIP 数据核字（2016）第 060885 号

美术编辑　陈君杞

版式设计　锋尚制版

出版　中国医药科技出版社

地址　北京市海淀区文慧园北路甲 22 号

邮编　100082

电话　发行：010-62227427 邮购：010-62236938

网址　www.cmstp.com

规格　710 × 1000mm　$^{1}/_{16}$

印张　8

字数　141 千字

版次　2016 年 7 月第 1 版

印次　2016 年 10 月第 2 次印刷

印刷　北京盛通印刷股份有限公司

经销　全国各地新华书店

书号　ISBN 978-7-5067-8346-0

定价　26.80 元

Voice of the Author

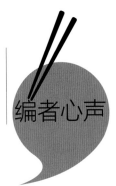

编者心声

"食疗"，一个古老的重大话题。

在中国文化史、尤其是中国医学史上，源远流长。早在西周时期，就已有了专门的"食医"，这在典籍《周礼》中有据可查。而在战国至西汉成书的、中医学现存第一部经典巨著——《黄帝内经》里，更有着全面、丰富、科学的论述。几千年来，对中华民族的健康保健，做出了不可磨灭的巨大贡献。

"食疗"，一个时尚的热门话题。

近几年，随着人们生活水平的不断提高、社会飞速发展所带来的各种身心压力的不断增加，人们对健康长寿、以及美容塑形的愿望与需求，也就日益迫切与增多。如何通过"食疗"来满足人们的愿望与需求，这是从事"食疗"事业者，义不容辞的责任与使命。

然而，前些年社会上某些所谓的养生、食疗大师们窥窃时机，虚假欺世，伪劣害人。不仅让无辜的人们付出了惨重的代价，也让科学的中医养生、中医食疗含冤蒙垢。好在国家及时拨乱反正，去伪存真，为全面、正确传播科学，创造了极好的氛围；也为还中医养生、中医食疗之清白，提供了及时的机会。

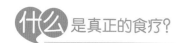

什么是真正的食疗?

一般认为,食疗就是在三餐的食物中,加入某些中药,如在包子中加入茯苓,鸭汤中加入虫草,鸡汤中加入黄芪、当归等等。这实在是莫大的误区,这不能叫食疗,只能叫药膳,它用于有病之时。

真正的食疗,它的食材应来自于菜市场、食品超市的粮食、蔬菜、水果、肉蛋等,虽然也包括某些药食共用的食材,如老姜、大枣、花椒、桂皮、山楂、鱼腥草等,但绝不是来自药房的专用药物,它主要用于无病之日的养生保健,当然也可用于有病之时的辅助治疗。

因此,真正的中医食疗应该是,根据养生保健、美容塑形、疾病治疗、健康恢复等的需要,季节、地域、体质、性别、年龄、职业等的不同,各种食物性味、功效等的特殊性,有针对性地选择多食或少食、甚至不食某些食物,从而达到养生防病、美容塑形、促病早愈、促早康复的目的。

必须申明,笔者一向坚决反对无病用药,尤其长期、大量滥用药物,其弊端至少有三:

首先 中医学认为无病期间,人体的阴阳、气血、脏腑功能是协调的,即使因气候、体质、状态等原因,暂时有些偏差,也在自我调节范围之内。而任何药物都具有某种、或多种性味上的偏性、甚至毒性,而且远比食物要强烈、厉害得多,无病用药就会干扰、甚至破坏原本协调的阴阳气血、正常的脏腑功能,造成药源性的失调,从而衍生多种本来不应该发生的疾病。没病找病害,拿钱买病生,自己坑自己,岂不弄巧成拙。

同时 无病用药,还会增加身体耐药性的可能,一旦生病,疗效何以求,生命何以救,岂不冤枉之极。

此外 无病用药，势必加大对有限的医药资源的浪费与掠夺，对真正需药治病救命的病员，如果因此而缺药，于情何以堪，于心何以忍，损人不利己，岂不残忍之至。

当然，在有病之时，根据病情需要，不仅可用相宜的食疗，也可以用适合的药膳。

食疗 的作用有哪些?

【养生防病】

生命的宝贵，就在于它的短暂性、唯一性，因此健康长寿是人类从古至今最美好的愿望、最实在的追求。

正确、及时地运用食疗，可以维护人体正气的旺盛，减少各种邪气的破坏，保障气血阴阳的协调，降低疾病发生的风险，从而使生命的活力更旺、生活的质量更高、生存的时间更长。

【减少食害】

饮食，是生命活动的源泉与保障。

可是，近年来我们的饮食状况，令人担忧。因为不知而饮食搭配不当，所带来的影响还姑且不谈；人为的添加所造成的伤害，如浸泡干海鲜用福尔马林、牛奶中超标的三聚氰胺、盐卤制品中的苏丹红、皮蛋中的铅，以及注水猪肉、地沟油、生长激素、残存的农药等屡见报道，让人惶恐。然而，一日三餐离不开，欲吃不敢，欲罢不可。虽然政府不断地大力打击，也难保今后不再发生。

其实，只要掌握了科学的食疗，合理运用，对以上人为所导致的危害，是可以降低、减轻、甚至消除的，也就不再为饮食的安全而担心。

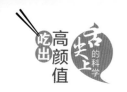

【美容塑形】

天使般的面容、魔鬼般的身材，谁人不喜欢、谁人不期望，尤其女性对此的追求、更是孜孜不倦。

坚持、科学的运用食疗，可以在某种程度上达到美容、美发、塑形的效果，从而让你的容颜更靓丽、秀发更飘逸、形体更匀称，由此也让你的心情更愉悦，疾病也会少发生。

【促病早愈】

生病有痛苦，甚至会丧命。相信没有一人愿意生病、乐意生病、争取生病。一旦生病，及时到正规医院，找专业医生，及时检查，正确治疗，这是对生命的负责，最为明智的选择。

然而，食物的主要作用虽然是提供生命活动所需的各种营养，但也含有某些能够治疗疾病的物质，尽管不如药物专一、显著，但确能起到一定的作用。

因此，在疾病的治疗过程中，及时、适宜地运用食疗，可以起到辅助治疗的作用，从而达到扶正祛邪、减轻痛苦、缩短病程，促进疾病及早痊愈的目的。让人们早日远离病痛的折磨，早日摆脱死亡的威胁。

【促早康复】

疾病的结束，并不意味身体的康复，身体的气血阴阳等正气因受邪气的伤害、疾病的摧残，其恢复往日的旺盛，还须要一个过程。

这时若能尽快、合理运用食疗，可以加快人体正气的恢复过程，帮助气血阴阳的重建协调，促进脏腑功能的尽快正常，使病后的身体早早康复，再展昔日的雄风与魅力。

科学的食疗有如此多的好处，何乐而不为！

丛书 的内容与宗旨：

也正是出于以上的目的，并让广大民众能够分享到食疗的独特作用，成都中医药大学营养师培训中心组织编写了本套中医大众食疗丛书。

成都中医药大学营养师培训中心，聚集了众多营养学、养生学、食疗学的高级专家，十年来培养出了大批从业人员，如今活跃在各条战线上，为广大民众的健康保驾护航。这套丛书正是这些专家们长期研究、教学、并躬行实践的结晶。

编写过程中，首先编辑委员会集体讨论了内容体系，然后由参编人员分工编写，再由各册第一作者负责修改，最后由本丛书总主编统稿、审订。

全套共分为四册。

《舌尖上的科学——吃得更明白》

首先介绍了中医食疗所必须根据四气、五味、季节、地域、体质、脏腑功能等不同需要，正确运用的基本方法，也就是"辨证论食"的科学原理；其次，将人们最常用的食材各自的性味、功效、运用做了详细的介绍，以满足所有人们养生保健、祛病延年的广泛需要。

《舌尖上的科学——吃出健康来》

根据春夏秋冬不同季节的特点，介绍了不同季节所适宜的食疗，以满足广大人们四季养生、防病增寿的具体需要。

《舌尖上的科学——吃出高颜值》

以发、容、胸、形为重点，介绍了如何使之更"美"，所适宜的食疗，以满足爱美人们的个体需要。

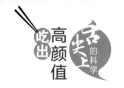

《舌尖上的科学——助病更早愈》

以常见症、病为重点，介绍了适宜于促进该病早日痊愈、身体早日康复的食疗，以满足患病人们的特殊需要。

由于本套丛书是为广大民众养生延年、美容塑形、防病治病的需要而编写，因此全书内容在保证有效、安全的原则下，还尽可能做到以下要求：

【看得懂】

本套丛书的文字叙述，尽量用浅显、通俗的语言来表达，尽量避免中医西医深奥的理论与艰涩的述语，力求读者一看就明白、一看就懂得。

【用得上】

本套丛书所介绍的养生保健、辅助治疗、美容塑形等方面的具体内容，都是人们日常所需、经常所见、时常所想，力求读者一看就想用，一用就有用。

【买得到】

本套丛书所介绍的食材，均是菜市场、食品超市随时都能购到的最常见食物，决不追求稀有、稀奇，避免踏破铁鞋无觅处，力求得来全不费工夫。

【买得起】

本套丛书所介绍的食材，其价格都很便宜，都是普通民众经济能力承受范围之内的普通食物，决不追求名贵、价昂，以免普通百姓欲买不能、欲罢不忍。

【做得来】

本套丛书所介绍的食疗方法，简单易做，广大民众只要按书中所说都能操作实施，不费太大的功夫，就能品尝到自己亲手制作的食疗，进而体会到它所带来的妙用。

【吃得下】

虽说良药苦口有利于病，其实生病吃药实属无奈。如果同样有效，口感很好的药物，更易于被接受，尤其是对儿童来说；也只有吃得下，效大也好、效小也罢，才能起到作用。食物的口感要比药物好得多，如果能考虑到这一实际，则更利于民众的接受与坚持，更好地发挥食疗应有的作用。

千古有真言，"民以食为天"。一日三餐，离不得，断不了，这是生命的需要。

广大读者如果能从本丛书领略到真正的中医食疗之精髓，吃得更明白、更安全、更放心，得到一些有益的启示、帮助与实惠，我们也就心满意足了！

张新渝

2016年3月

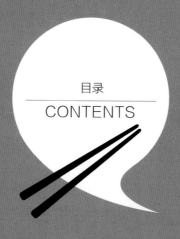

目录
CONTENTS

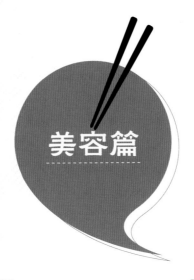

美容篇

"爱美之心，人皆有之。"有谁不爱自己的"面子"，不论男士还是女士都希望自己容颜靓丽，最好终身不变。但是，衰老却是人生的自然规律。面对日益衰老的容颜，去美容院美容或通过使用护肤品、化妆品来掩盖皮肤的瑕疵等，虽然也有一定的作用和效果，但这些都是外在的保养。如果在进行外在保养的同时，又通过对日常饮食结构进行调整，从内在生理方面进行调理，双管齐下，效果会更佳。

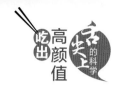

 美白

一般来说，青春期或壮年期的人群皮肤洁白如玉，白里透红，光泽滋润，没有斑点。其后逐渐开始变成蜡黄色，干燥没有光泽，并开始起皱纹，而且日益增多、加深，给人一副憔悴不堪的样子。如此一来，许多人不仅对工作、生活失去了信心，甚至会因此而抑郁，进而引起许多身心上的其他疾病。

引起脸色蜡黄干枯的原因，最常见的是迫于生活和工作压力加大，节奏加快，很大一部分人群忙于工作或者学习，精神长期处于紧张氛围中，长此以往就会导致内分泌紊乱。从中医学角度讲是气血紊乱或虚弱，不能上升滋养容颜所致。

其次，还有一部分人群因为生活不如意，比如工作、婚姻等不顺心，常年郁郁寡欢，心情不畅，或者易怒生气，时间久了就会导致气血的瘀滞，失于上升滋养，也会使面容出现瑕疵。

第三，经常性地、长时期地酷爱辛辣、香燥、油炸、烧烤、火锅之类的食品，使得内热或湿热滋生，耗伤或困阻气血津液，同样不能上升滋养面容，也会出现瑕疵，这在生活中屡见不鲜。

此外，女人生小孩、哺乳等对气血亏损也很大，如果不及时给予补充营养，尽快恢复气血；或者为了急于恢复当初苗条的身材，有意节食，都会导致整个月子期间营养不良，不仅孩子奶水不够吃，自己也会面色蜡黄，皮肤弹性也会越来越差。

至于中老年朋友的皮肤干枯蜡黄，这是自然规律，随着年龄的渐老，各个脏腑器官的功能逐渐减弱，消化系统的功能也在自然减弱，所吃的食物不能很好地被消化，营养物质匮乏，使得各脏腑器官不能得到充足营养，就会更加导致功能减弱，造成气血化生不足，或气血运行不畅，面部同样会失去滋养而出现瑕疵。当今所说，这与由于年龄的衰老，性激素分泌减少，导致内分泌紊乱有关。

从中医学美容角度上讲，气、血、津液是维持生命活动和生长发育最基本的物质，对人体美容也有着至关重要的作用。气、血、津液的充盈，上升滋养容颜，就可以使人容光焕发，神采奕奕，皮肤润泽，白里透红；反之，气血津液的亏虚或运行阻滞，面部失去滋养，就会出现面色萎黄、干枯或者皱纹、黑眼圈、毛发干枯分叉等瑕疵。

美白保养的要点

防止暴晒：尽量不要在紫外线强烈的室外暴晒，外出要做好防晒工作，皮肤暴露的地方擦防晒霜，避免黑色素的产生和晒伤皮肤。

调整心态：平衡心态，适当减压，把生活和工作中的不愉快要及时释放出来，以平常之心，对平常之事，随时保持乐观、豁达、开朗、愉快的心情。否则，美白就成一句空话。

合理膳食：饮食结构要均衡，寒热温凉要协调，只有给机体充足、合理的营养，才能保证气血津液的充足。这是打造美丽容颜的不二法宝，如果只注重外在的护理，不注重内在的调理，脂粉再厚也掩盖不了内在的不足。

美容护理：如果条件许可，也可以定期到美容院做美容保养，通过美容师的按摩，疏通筋络，促进脸部血液循环，提供给脸部充足的气血津液，并及时排除脸部代谢产物的囤积，以避免脸部色斑的形成。

美白常用的食材

» 牛肉、鸡、鱼、鸭血、鸡蛋、牛奶。

» 西红柿、菠菜、胡萝卜、南瓜、土豆、冬瓜、藕、豆腐。

» 桑椹、甘蔗、苹果、葡萄、猕猴桃、樱桃、雪梨、草莓、桂圆、荔枝、红枣。

» 黑豆、花生、黑芝麻、菌藻类、银耳。

» 红糖。

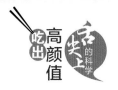

1 美白菠菜

食材： 菠菜100克、老姜5克、鲜汤或者矿泉水50毫升，精盐、醋、酱油、味精、香油适量。

做法： 将老姜去皮，剁细；菠菜洗净后，放入沸水中焯水至断生，捞出后放入冷开水中降温，然后捞出装入盘内；用一调味碗，加入精盐、味精、姜末、醋、酱油、鲜汤搅匀，最后滴入香油调制成浅棕色的姜汁味的调味汁，淋在菠菜上即可。

功效： 养血美肤。

菠菜中含有丰富的铁，可预防缺铁性贫血；同时含有丰富的维生素C，常吃菠菜和食醋都有美白肌肤的作用。

本食品性质偏温，更适合于秋冬季节、寒冷地区、寒性体质者食用。

说明：

本书所论美容、美目、美发、塑形，一般针对无病之身，即使存在某些脏腑功能或气血津液的异常，也没有真正有病那么严重。因此，所介绍的各种食材、食方，一般情况下都可以食用；但由于食物、季节、地区、人群体质都存在着寒热的差别，如果能兼顾到这些情况，更符合中医学三因制宜、辨证施食的原则，效果才会更佳。

此外，本书所有食疗方中所提到的各种食材用量，除特殊标明的以外，都是成年人一次的用量。如果要一次制作，多次食用，可按各食材剂量的比例与需要的次数增加。

2 清炒南瓜丝

食材：南瓜100克、蒜茸4克，精盐、鸡精、色拉油适量。

做法：南瓜切成丝，然后投入锅内炒制；加入精盐、鸡精、蒜茸调味，断生即可。

功效：益气养颜。

南瓜含有丰富的维生素C，具有美白养颜的食疗效果。

本食品性质偏温，秋冬季节，寒冷地区、寒性体质及脾胃虚弱者更为适宜。

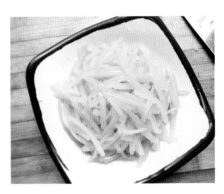

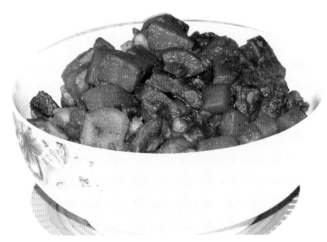

3 胡萝卜烧牛肉

食材：牛腩30克、胡萝卜50克、八角2克、姜2克、大葱5克，鲜汤或者矿泉水、豆瓣酱、精盐、料酒、白糖、水淀粉、味精、食用油脂适量。

做法：将胡萝卜洗净切成滚料块；牛腩切成丁，姜拍破，大葱切成段；

锅内烧油，加入豆瓣酱，小火煸炒，待油红亮时加入牛腩丁、姜片和大葱段略炒；

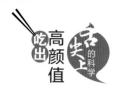

加入鲜汤，用精盐、料酒、白糖、八角调味，小火烧至牛肉烂熟，加入胡萝卜块一同烧制，待胡萝卜软熟时勾入水淀粉，使汤汁浓稠；最后拣出老姜和葱段，加入味精调味即可装盘成菜。

功效：养血益气，养颜美白。

中医学认为胡萝卜可以生血补气、健胃消食，牛腩具有补脾胃、益血气的功效。

胡萝卜是一种老少皆宜的蔬菜，人称"小人参"，含有丰富的胡萝卜素，因此两种食材同时食用，具有开胃健脾，气血双补，从而达到养颜美白的效果。

本食品性质偏温，用于寒冷的地区、季节、寒性体质及素有气血不足的人群食用更佳。

4 爽口莲藕

食材：莲藕100克、鲜柠檬20克、鲜脐橙50克、冰糖5克、精盐1克、白醋8克。

做法：将鲜柠檬和鲜脐橙用果汁机分别榨成柠檬汁和鲜橙汁；冰糖熬制成冰糖水备用；

将莲藕去皮，洗净后切成薄片，放入清水中浸泡除去淀粉后捞出，然后放入沸水中焯水至断生，捞出装碗；

加入凉开水、鲜柠檬汁、冰糖水和少量精盐、白醋浸泡入味，待藕片呈浅黄色，为甜酸可口即可捞出装盘。

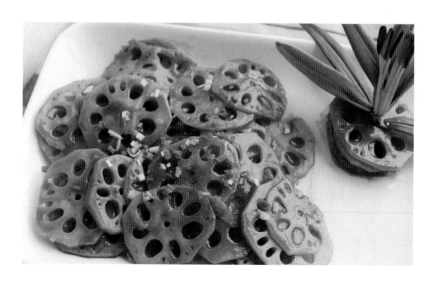

功效：滋阴清热，美白消瘀。

李时珍在《本草纲目》中称藕为"灵根"，视为祛瘀生津之佳品。莲藕，生食能清热润肺，凉血行瘀；熟吃可健脾开胃，止泻固精；

莲藕富含维生素和粗纤维，既能帮助消化、又能防止便秘；鲜橙汁和鲜柠檬汁含有丰富的维生素C，此菜长期食用，美白肌肤和淡斑效果不错。

本食品性质偏凉，适合于春夏季节、炎热地区、热性体质以及素有阴虚火旺之人。

5 红烧鸭血

食材：鸭血70克、泡萝卜10克、蒜苗5克、泡野山椒3克，豆瓣酱、精盐、胡椒粉、白糖、酱油、味精、食用油脂、水豆粉、鲜汤或矿泉水适量。

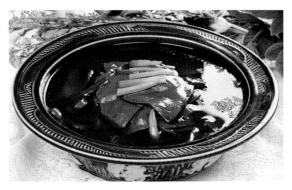

做法：将鸭血切成片，泡萝卜切成薄片，蒜苗切成蒜苗节，泡野山椒剁细备用；

锅内加入食用油脂，中油温加入豆瓣酱和野山椒末，小火煵炒，待油脂红亮时，加入鲜汤，加入鸭血和泡萝卜；再加入精盐、白糖、胡椒粉、酱油调色调味，小火烧至入味；

最后加入蒜苗花略烧，勾入水淀粉，待汤汁浓稠时，加入味精，起锅装碗成菜。

功效：养血驱毒，消斑美白。

鸭血味咸，性凉，有补血解毒的功效；

鸭血含有丰富的铁，有预防和治疗缺铁性贫血的功效，使肌肤红润美白。

本食品性质偏凉，春夏季节、炎热地区、热性体质者，尤其素有血虚之人更宜食用。

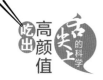

6 红糖荷包蛋

食材：鸡蛋50克、红枣5克、红糖10克、醪糟10克。

做法：将红糖切碎备用；

在小奶锅内加入水，烧沸后将生鸡蛋去壳后加入奶锅内，加入红糖、醪糟和红枣，小火微沸煮至鸡蛋断生即可起锅装碗。

功效：益气养血，健脾暖胃。

鸡蛋中含有丰富的蛋白质、维生素A、维生素D、钙、锌、铁、核黄素、DHA和卵磷脂等人体所需的营养物质，常吃鸡蛋可以健脑益智，有效改善各个年龄组的记忆力；

红糖有补中益气、健脾胃、暖胃的功效；

此品长期坚持食用，有养颜美白的功效。

本食品性质偏温，多用于寒冷的季节与地区、寒性体质，尤其脾胃虚寒的人群。

7 养颜美白粥

食材：黑米30克、糯米10克、红枣5克、薏仁5克、百合3克、莲米5克、花生米5克、红糖10克。

做法：将薏仁、百合、莲米、花生米事先用温水泡软；

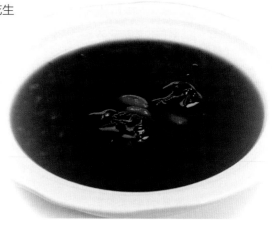

然后将黑米、糯米、红枣、薏仁、百合、莲米、花生米放入砂锅内，加水适量，用武火烧沸，再用文火熬煮至米烂成粥；

最后将红糖加入粥中，继续煮制至溶化

拌匀即可。

功效：健脾益胃，补血养颜。

黑米"滋阴补肾，健身暖胃，明目活血"，"清肝润肠"，"滑湿益精，补肺缓筋"，有很好的滋补作用，自古被誉为"补血米"、"长寿米"；加上红枣、花生米益气养血，所以能起到养颜补血之功效。

本食品性质偏温，尤宜于秋冬季节、寒冷地区、寒性体质及脾肾不足的人群。

8 美容山药泥

食材：山药50克、红枣5克、蜂蜜5克、盐1克、红莓酱5克、蓝莓酱5克、糖桂花5克。

做法：将山药洗净，切断后对剖待用；

红枣清水泡制好后去核，将山药和红枣上笼蒸熟；

将蒸熟的山药去皮用刀压成泥状和蒸熟的红枣剁茸待用；

将蜂蜜放入装有山药泥和红枣蓉的容器中调匀，装入

裱花袋；再将混合物挤在容器中，分别配以

红莓酱、蓝莓酱、糖桂花。

功效：健脾补肺，益胃补肾，养颜

美白。

本食品性质平

和，各个季节

与地区以及

各种体质人

群皆可食用。

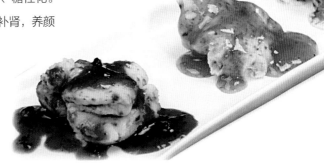

9 金钩小白菜

食材：小白菜100克、水发粉丝50克、金钩5克，鲜汤、老姜、大葱、胡椒粉、精盐、鸡精、水豆粉、食用油脂适量。

做法：将每个小白菜对切成4至6瓣，在沸水中焯至断生；粉丝用温水泡软，金钩用

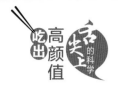

鲜汤浸泡备用；

锅内加入食用油脂，加入姜葱炒后，加入鲜汤，烧沸后，捡出姜葱不要，加入白菜小白菜、粉丝和金钩，调味，加热至熟透；

将粉丝捞出垫底，小白菜整齐地堆砌好，锅内的汤汁用水淀粉勾成清二流芡收汁，起锅淋在小白菜上即可。

功效：清热利尿。

小白菜含有丰富维生素C，金钩含有丰富的蛋白质和钙等矿物质，具有一定的美白养颜功效。

本食品性质偏凉，多用于春夏季节、炎热地区、热性体质的人群。

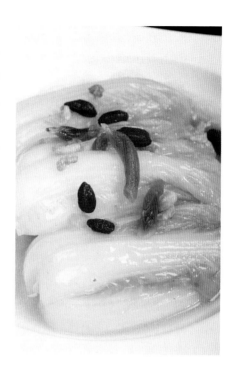

10 美颜红枣卷

食材：面粉50克、酵母2克、泡打粉1克、白糖5克、大枣5克、蜜玫瑰5克，化猪油、水、猪板油适量。

做法：面粉加酵母、泡打粉、白糖、水调制成团，加化猪油揉匀，盖上湿毛巾饧面5分钟；红枣去核切成细末；蜜玫瑰剁细；猪板油撕去油皮，用刀剁成茸，与红枣、蜜玫瑰一起搅匀即成油茸；

发好的面团放案板上，用手揉成长圆条，按扁，用擀面杖擀成约0.8厘米厚薄的长方形面皮，抹上一层拌好的油蓉分别从两侧向内卷成如意卷卷筒；然后用刀切，刀口向上竖放即成如意型花卷生坯；
用旺火沸水蒸10分钟即成。

功效：健脾养胃、益血养颜。

本食品性质平和，四季皆宜，各地区及各种体质的人群皆可食用。

 除皱

一个人的皮肤光洁无皱，弹性良好，会比同龄人显得更加年轻。但是，随着年龄的增长，人体内的纤维细胞的数量不渐减少，其分泌的胶原蛋白和弹力纤维蛋白因此也不断减少，致使真皮层开始变薄，皮肤弹性减弱，脸部皮肤松弛在所难免，最终的表象结果就是脸部皮肤尤其眼角、额头、颈部、嘴角等处长皱纹、肌肤凹陷等。

对此，很多女士恐慌失落，不惜重金到美容院采用除皱术或者填充术以求解决。这虽然一时效果很好，但手术后时间稍长，有些人脸部松弛却比以前更厉害。如果手术者的技术低下、药物伪劣或术后护理不当，更会使很多人手术后出现脸部变形，甚至溃烂等后果。这屡见媒体报道，实在得不偿失。

从中医学的角度来说，首先还是随着年龄的衰老或者体质下降，人体的各脏腑功能失调，尤其是脾胃功能下降，影响食物消化吸收与气血的化生与畅行。其次，长期的心理压力太大，没有及时疏导，心情郁闷；或长期睡眠质量不佳，睡眠时间严重不足等，都会使气血的运行不畅或耗损太过，久而久之，就会导致面部肌肤因此失去气血滋养，出现皱纹，一下子就显得苍老很多。

此外，皮肤长皱纹的另一个原因是皮肤长期缺水，从而导致皮肤弹性减弱造成的！水是生命之源，也是人体美容最重要的养分。体内蕴涵着丰富的水分，肌肤就会润泽有弹性，这也是人们经常用"水灵灵"来形容它的原因。如果肌肤缺水，色斑、皱纹自然就会悄悄出现在脸上。

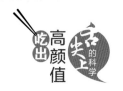

除皱保养的
要点

从中医学的角度来讲，健脾是关键，润肺是基础，固肾是根本。

脾脏，不仅能生化与转输气血津液，被称之为气血之源，而另一个重要功能就是运化水液，对水液的吸收，把它化生成津液，并转输和布散到全身。脾胃功能好，气血就会充盈，人体才能得到充足的养分，当然也会得到充足的水分，皮肤有了充足的气血与水分的滋润，自然光泽无斑，不会起皱纹，自然也不会干枯萎黄。

因此，平时要好好保护自己的脾胃，定时定量，三餐均匀，至关重要。绝不能暴饮暴食，长期暴饮暴食，容易引起脾胃功能障碍，食物消化吸收就成了大问题。

肺脏，不仅外与皮毛相合，而它主要的功能是宣通发散一身之气，而气又能推动血、津液的畅通运行。脾脏虽能化生气血津液，但必须通过肺的宣发作用，才能把它们均匀灌溉到人体全身各处，尤其是毛发、皮肤。

因此，要使自己的肺部功能健好，每天一定要适量运动，比如慢跑或者疾步快走等运动，也可以在空气清新的地方做十几次深呼吸，吸入新鲜的空气，以增强肺部功能。

肾脏，不仅能够藏精化血，也是全身水液最后的聚集处，而肾将水液中之清者重吸收、再利用，又将水液中之浊者、连同新陈代谢后所产生的各种浊气毒素，生成尿液排出体外。因此，保持旺盛的肾脏功能，不仅可以留住体内水分，使肌肤滋润光泽，还能保证体内毒素及时有效地排除出去。

由上可以看出，要保持水漾般的肌肤，不长皱纹，关键在于健脾、行肺、固肾，使之功能旺盛不衰；其次就是注意日常的膳食搭配，补充足够膳食水和饮用水，养成喝汤的好习惯，同时每日饮用水不低于1200毫升，以满足日常生理功能的需要。最好早餐起床后喝一杯温开水或者蜂蜜水或淡盐水，这样既可以清洗肠胃，又可以补充一整夜新陈代谢失去的水分。清淡的菜汤是养颜抗皱的好帮手，特别是带有黏液的以及富含胶原蛋白的食物更是滋阴养颜的好食品，可以使肌肤富有弹性，可以有效防止长皱纹。

除皱常用的
食材

» 燕窝、雪蛤、花胶、猪蹄、动物肉皮、蹄筋、鸡爪；
» 白萝卜、白菜、冬瓜、佛手瓜、香菇、丝瓜、黄瓜、玉米、山药；
» 大蒜、百合、银耳、芝麻、大豆、栗子、花生、核桃、糯米、莲子；
» 梨、苹果、橘子、菠萝、蓝莓、椰子；
» 绿茶、红酒、酸奶。

除皱常用的
食方

1 养颜银耳汤

食材： 干银耳2克、冰糖10克、红枣5克。

做法： 银耳用热水发好，洗净；将银耳放入锅中，加入适量清水，小火慢慢熬煮，待快要煮黏稠时，加入冰糖、红枣一起煮制，直至汤羹黏稠，银耳入口即化时即可。

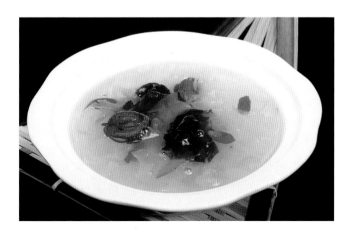

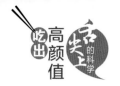
夏季可以放入冰箱中冰镇，食用时加入各种喜好的水果粒食用更佳。

功效：润肺养胃，清热生津。

经常食用可以延缓衰老。

本食品性质偏凉，多用于春夏季节、炎热地区，以及属于热性体质的人群。

2 海带猪蹄汤

食材：猪蹄70克、干海带10克、老姜3克，精盐、香葱适量。

做法：猪蹄洗净斩成小块，海带涨发后切成丝（也可直接使用新鲜的海带丝）；

猪蹄放入沸水中焯水，去掉血污和异味，然后将其放入炖锅中，掺入清水，

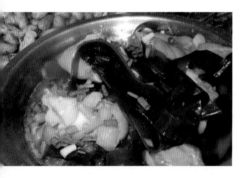

放入老姜片和海带丝，小火慢慢炖制；待猪蹄软熟之后，加入精盐调味即可；在炖制的时候也可以加入适量的花生米或者雪豆一起炖制，食用时撒入葱花。

功效：美容抗皱，利尿消肿。

猪蹄含有丰富的胶原蛋白，长期食用可以防止皮肤干瘪，增强皮肤的弹性，延缓衰老，防止皮肤起皱纹的功效。

本食品性质平和，各个地区、各个季节、各种人群都可使用。

3 泡椒凤爪

食材：鸡爪100克、芹菜10克、青笋10克、洋葱10克、甜椒5克、小米辣5克、柠檬5克、野山椒5克，白糖、精盐、鸡精、酱油适量。

做法：鸡爪洗净，切去脚趾，放入水锅中煮熟，然后放入凉开水中反复冲洗；芹菜、青笋、洋葱、和甜椒都切成小条，小米辣切成颗粒，柠檬切成片；

将鸡爪放入一缸子里，加入适量泡菜水，再加入精盐、味精、白糖、酱油、小米辣进行调味，再加入芹菜等配料一起腌制，泡制入味即可食用。

功效：抗皱美白。

鸡爪含有丰富的胶原蛋白，长期食用可以增强皮肤的弹性，延缓衰老，防止皮肤起皱纹的功效。

本食品性质平和，春夏秋冬、寒热地区、所有人群都可使用。

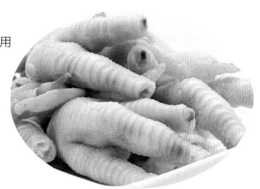

4 凉拌猪皮

食材： 鲜猪皮70克、芹菜10克、甜椒10克、蒜茸5克、白糖5克，精盐、鸡精、美极鲜酱油适量。

做法： 猪皮洗净，扯净猪毛，放入水锅中煮熟，然后捞出晾凉；再将猪皮切成丝，芹菜切成节，甜椒切成丝；

加入精盐、味精、白糖、美极鲜酱油、蒜茸、鲜汤进行调味；最后加入芹菜节拌制入味即可食用。

功效： 美白抗皱。

猪皮含有丰富的胶原蛋白，长期食用可以增强皮肤的弹性，延缓衰老，防止皮肤起皱纹的功效。

本食品性质平和，各个地区、各个季节、各种人群都可使用。

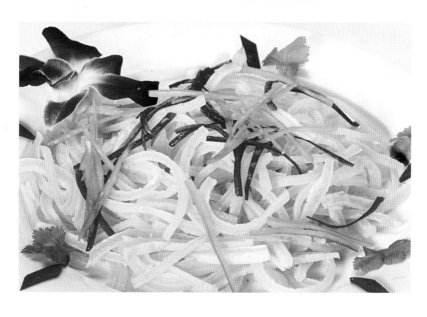

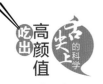

5 除皱养颜鸡

食材：乌鸡100克、山药50克，
老姜、精盐适量。

做法：乌鸡洗净，斩成小块，焯
水去血污备用；山药去
皮，切成小块；
炖锅中加入适量清水，放
入乌鸡、山药和姜片，小
火慢慢炖煮，待鸡肉软熟
之后，加入精盐调味后即可食用。

功效：滋阴益气，养颜除皱。
乌鸡滋补肝肾、益气补血，山药健脾益气，本品还能调经活血。
本食品气血双补、性质平和，各个地区、各个季节、各种人群都可使用。

6 美味青瓜

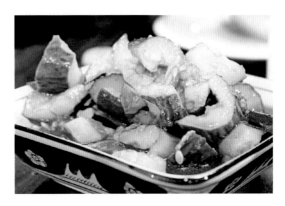

食材：小黄瓜100克，精盐、
味精、蒜茸、酱油适
量。

做法：小黄瓜洗净，用刀拍
破，切成小块，食用
精盐、味精、蒜茸、
酱油拌制而成。

功效：养颜美白，抗皱淡斑。
小黄瓜含有丰富的维生
素C，是实惠的养颜美味佳品。
本食品性质偏凉，多用于春夏季节、炎热地区、易于上火的体质人群。

7 养颜豆浆

食材： 黄豆10克、小米3克、花生米5克、核桃5克、黑芝麻3克、黑豆5克。

做法： 将黄豆、小米、花生米、核桃、黑豆泡水约3个小时后，沥干水分，倒入豆浆机中，加入适量开水和黑芝麻，一起搅制成熟；

最后加入白糖或者精盐，（根据自己口味喜好，调制成咸豆浆或者甜豆浆）搅匀即可饮用。

功效： 抗皱养颜，延年益寿。

黄豆和黑豆等豆类含有丰富的蛋白质和大豆异黄酮，花生和核桃也是很好的养颜坚果，长期饮用该豆浆有延缓衰老的作用。

本食品性质偏凉，多用于春夏季节、炎热地区、易于上火的体质人群。

8 水果酸奶

食材： 酸奶200毫升、苹果50克、香蕉20克、西瓜20克、哈密瓜20克、香梨20克、草莓20克。

做法： 将苹果、香蕉、西瓜、哈密瓜、香梨、草莓洗净，切成颗粒，然后加入酸奶中拌匀即可食用（根据自己口味喜好，可加入各种不同的水果）。

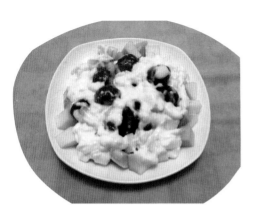

夏季放入冰箱中冰镇一下，风味更佳。

功效： 养颜抗皱，美白淡斑。

酸奶含有丰富的蛋白质和钙等营养物质，各种水果含有丰富的维生素，本食品是很好养颜美食佳品。

本食品性质偏凉，多用于春夏季节、炎热地区、易于上火的体质人群。

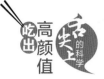
9 什锦果盘

食材： 红提50克、圣女果50克、杨桃20克、火龙果50克、西瓜50克、橙子50克。

做法： 将红提、圣女果、杨桃、火龙果、西瓜、脐橙洗净；按照图片将西瓜、火龙果、杨桃和脐橙切成片；然后摆拼装盘即可。

功效： 美白抗皱。

各种水果含有丰富的维生素和抗氧化物质，是很好的养颜美食佳品。

本食品寒温共用，性质平和，各个季节与地区、各种体质人群都可服用。

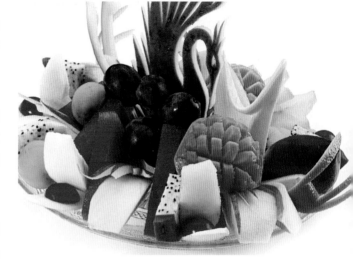

10 白油丝瓜

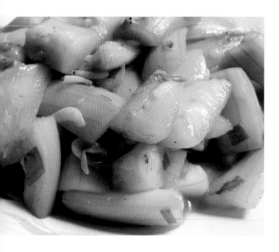

食材： 丝瓜100克，精炼油、精盐、鸡精、蒜茸适量。

做法： 将丝瓜去皮，切成条，锅置旺火上，加入精炼油烧热，将丝瓜放入炒锅中炒制，加入蒜茸；然后用中火烧熟，加入精盐、鸡精调味即可。

功效： 养颜美白，抗皱防衰老。

丝瓜含有丰富的维生素C，长期食用有较好的养颜美容效果。

本食品性质偏凉，多用于春夏季节、炎热地区、易于上火的体质人群。

淡斑

谁不想拥有白嫩光洁的面容，每当那些烦人的"黄褐斑"、"雀斑"悄悄爬上你的脸颊，影响了你的外在美貌，你一定会心情不畅，懊恼不已！很多人买来高昂的祛斑霜，有的稍微淡一些，有的一点效果都没有，更有甚者因为滥用祛斑霜反而使脸面红肿、甚至溃烂，越抹越丑。现实生活中经常出现此类情况。

人体长斑一般分为雀斑、黄褐斑、老年斑，主要发生在脸上和颈部等位置，有时候也会出现在肩部和手背等处。

雀斑一般呈现出黄褐色或暗褐色的左右对称，直径不超过0.5厘米，形似雀卵形的斑点。

黄褐斑又称为蝴蝶斑，主要出现在脸部，面积大小不等的黑色素颗粒沉积的斑点，主要分布在眼睛周围、鼻周、脸颊、颧骨以及嘴角四周。

老年斑是随着年龄增长，皮肤上出现的一些黑褐色的斑点，主要分布在脸上、手背、颈部、肩部及腹部等处。

从现代认识上讲，多与长久的、强烈的日光照晒、内分泌的紊乱，以致体内的黑色素颗粒物质等产生的增多或排泄的减少有关。

从中医学角度来讲，脸上这些斑斑点点的产生，多因为人体内部脏器器官功能失调，导致气血不足或者气血不畅，不仅面失于滋养，还使体内的各种有害之浊气不能及时清除出去，长此以往积淀所致。

其间，血瘀又是导致长斑的元凶。人的经脉之血好比江河之水，只有畅通无阻，才能把养分运送到人体各组织。如果血

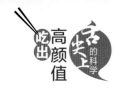

液运行不畅、甚至瘀积，不仅全身各处得不到养分的滋养，皮肤干枯，黯淡无光，更会使体内的毒素和坏死细胞不能及时排除出去，脸上就开始长斑。

淡斑保养的要点

祛斑，首先要从舒肝做起。中医学认为，肝主藏血，主疏泄，是调节人体气机和血量的重要器官。只有肝脏功能正常，才能使人体的气机畅达、血行畅通，就会使面部养分滋养充足，容光焕发，也就不会长出恼人的斑点出来。

其次就是通利肾肠。因为肾脏和肠道都是人体的排毒器官。肾脏主要过滤血液中的毒素和蛋白质分解后的产物——含氮废物，并通过尿液排出体外。肠道主要起排泄作用，如果肠道排泄不畅，就会便秘，造成毒素停留在肠道，被肠道毛细血管吸收进入血液循环，给人体健康造成很大危害。

此外，不论长的是什么斑，还要做好防晒工作，尽量避免紫外线的照射；更要注意膳食搭配，尽量多食清淡食品，多吃富含维生素C和维生素B的食物；当然，保持充足的睡眠也至关重要。

淡斑常用的食材

» 牛奶、鱼肉；
» 白菜、韭菜、白萝卜、豆腐、豌豆、番茄、苦瓜、芦荟、西兰花、魔芋；
» 银耳、黑木耳、百合；
» 大米、燕麦、白果、薏米；
» 柠檬、猕猴桃、香蕉、木瓜。

淡斑的常见食方

1 鲜柠芦荟

食材：芦荟50克、柠檬20克、蜂蜜10克、鲜橙20克。

做法：将芦荟去皮，切成5厘米长的条，然后投入沸水中焯水；

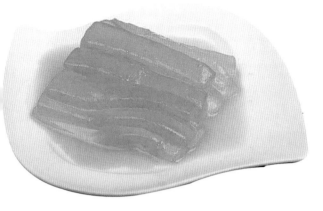

柠檬和鲜橙分别榨汁备用；将柠檬汁、鲜橙汁、蜂蜜搅匀，调制成甜酸味汁，将焯水后的芦荟浸渍在调味汁中，放置在冰箱中冰镇10分钟，取出装盘即可。

功效：清热排毒，美白淡斑。

芦荟具有美白养颜，清热排毒的功效；柠檬含有丰富的维生素C，长期食用本品具有淡斑美容效果。

本食品性质寒凉，更适用于春夏季节、炎热地区、易于上火的体质人群。

2 苦瓜炒蛋

食材：苦瓜100克、鸡蛋25克，精盐、色拉油适量。

做法：将苦瓜去瓤，切成片，搂少量精盐，然后放入沸水中焯；鸡蛋去壳取出蛋液，加入精盐将蛋液调散；

炒锅置火上，加入色拉油，倒入蛋液，炒断生，再加入苦瓜，加入精盐调味，炒匀即可装盘成菜。

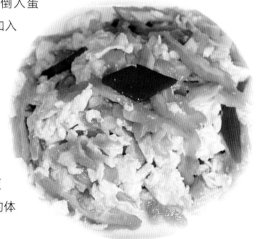

功效：清热解毒，美白淡斑。

苦瓜具有清暑、清热、明目、解毒的功效，同时含有丰富的维生素C，长期食用具有美白淡斑的效果。

本食品性质寒凉，适用于春夏季节、炎热地区、易于上火的体质人群。

3 糖渍番茄

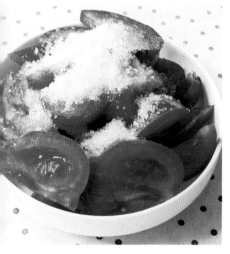

食材： 番茄100克、白糖10克。

做法： 将番茄放入沸水中烫5秒钟，捞出后撕掉外皮，然后将其切成小瓣，撒入白糖腌渍15分钟就可食用；

夏季可将其放入冰箱中冰镇之后，取之食用更佳。

功效： 延缓衰老，美白淡斑。

番茄中含有丰富番茄红素，具有抗氧化性作用；同时含有丰富胡萝卜素和维生素C，长期食用有淡斑、抗衰老、护肤等食疗功效。

本食品性质寒凉，更适用于春夏季节、炎热地区、易于上火的体质人群。

4 蒜茸西兰花

食材： 西兰花100克、蒜茸5克，精盐、酱油、鸡精、鲜汤、豌豆粉、色拉油适量。

做法： 将西兰花切成小朵，放入沸水中焯水至断生，沥干水分装盘；

锅置火上，加入适量色拉油，低油温炒蒜茸，加入少量鲜汤、精盐、酱油和鸡精调味；最后勾入豌豆粉成薄芡，然后浇淋在西兰花上即可。

功效： 美白淡斑。

西兰花又名青花菜，属十字花科芸薹属甘蓝变种。其食用部分为绿色幼嫩花茎和花蕾，营养丰富，营养成分位居同类蔬菜之首，被誉为"蔬菜皇冠"，有美白养颜之功效。

本食品性质平和，各个地区、各个季节、各种人群都可食用。

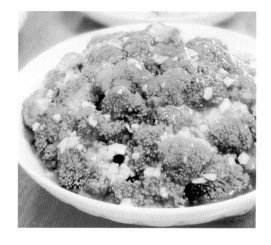

5 韭菜炒蛋

食材： 韭菜50克、鸡蛋50克，色拉油、精盐适量。

做法： 将韭菜洗净，切成小节；鸡蛋去壳取出蛋液，加入精盐将蛋液调散；

锅置火上，加入色拉油，倒入蛋液，炒断生，再加入韭菜，加入精盐调味，炒匀即可装盘成菜。

功效： 养颜淡斑。

韭菜含有丰富的膳食纤维、维生素C，同时还含有具有挥发性的硫代丙烯，具香辛味，可增进食欲，还有散瘀、活血、解毒等功效，经常食用有排毒养颜的功效。

本食品性质偏温，秋冬季节、寒冷地区、易于受寒的体质人群食用更佳。

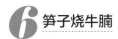

6 笋子烧牛腩

食材： 牛腩50克、竹笋50克、香菜5克，色拉油、豆瓣、精盐、酱油、白糖、豆粉、鸡精适量。

做法： 将牛腩切成小块，竹笋切成滚刀块；

锅置火上，加入色拉油，小火炒豆瓣至酥香，加入牛腩炒香上色，加入鲜

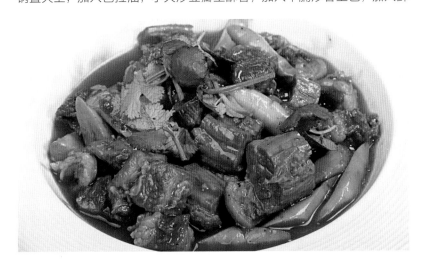

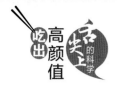

汤，加入竹笋，然后加入精盐、酱油、白糖调味，小火烧至牛肉软熟；最后勾入豆粉，加入鸡精搅匀，装盘成菜。

功效： 益气补血，养颜淡斑。

古有"牛肉补气，功同黄芪"之说。牛肉含有丰富的优质蛋白质、维生素和矿物质，长期食用有利于补气血。

本食品性质偏温，秋冬季节、寒冷地区、易于受寒的体质人群食用更佳。

7 珍珠木瓜

食材： 珍珠粉圆50克、木瓜50克、冰糖10克。

做法： 将珍珠粉圆入沸水中煮熟之后用凉水浸泡备用；将冰糖捶碎，放入水中，小火慢慢熬融化，然后加入煮好的珍珠粉圆；

将削皮的木瓜切成小块，恢复原形，摆放整齐装盘，放入蒸笼中蒸至软熟，取出淋入冰糖汁即可。

夏季食用入冰箱冰镇后食用更加。

功效： 养颜润肤。

木瓜含有丰富的维生素和胡萝卜素，素有"万寿果"之称，经常食用有止渴生津，润肤养颜之功效；木瓜中还含有一种酵素，有健脾消食之功效。

本食品性质偏凉，春夏季节、炎热地区、易于上火的体质人群食用更佳。

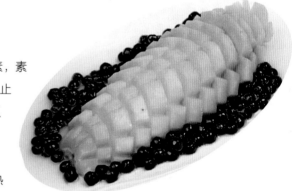

8 淡斑鱼茸羹

食材： 草鱼肉50克、香菇10克、玉兰片10克、火腿肠20克，香葱、姜米、鲜汤、精盐、胡椒粉、酱油、味精、料酒、色拉油适量。

做法： 将草鱼肉、香菇、玉兰片和火腿肠都切成黄豆粒大小的丁，姜切成姜米，香葱切成葱花；鱼肉码味后，用蛋清豆粉浆拌匀；

锅置火上，加入油，下姜米炒香，掺
入鲜汤，加入精盐、胡椒粉、酱
油、味精、料酒、火腿、冬
笋、香菇烧开；
将火力改呈微沸状，将鱼肉
粒下入，轻轻拨散，勾薄
芡，再加入醋，搅匀；最后
撒葱花，淋香油，装碗成菜。

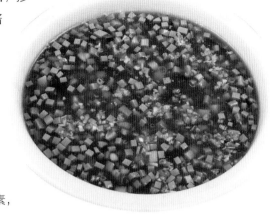

功效： 美白淡斑。

鱼肉含有丰富的蛋白质和维生素，
经常食用有养颜美白淡斑的功效。
本食品性质平和，各个地区、各个季节、各种体质人群都可食用。

9 凉拌双耳

食材： 黑木耳15克、银耳2克、野山椒5克，精盐、酱油、味精、香油适量。

做法： 木耳和银耳用沸水泡发回软、煮熟，野山椒切成颗粒；

木耳和银耳中加入野山椒、精盐、酱油、味精、白糖、香油拌制均匀即可。

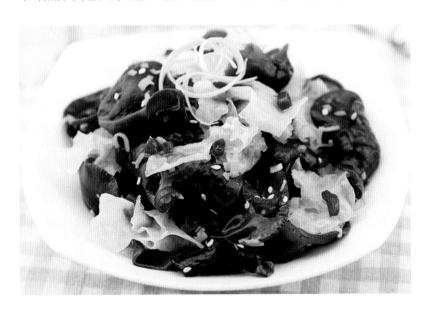

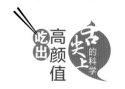

功效：滋阴润肺，养颜淡斑。

木耳和银耳含有丰富维生素和矿物质，素有"素中之荤"之称；黑木耳能够活血化瘀；银耳有润肺养阴，健脾生津的作用；同时木耳中含有丰富的植物胶原，有助于胃肠蠕动，便于排泄。是较好的养颜佳品，本品经常食用有淡斑养颜的功效。

本食品性质平和，各个地区、各个季节、各种体质人群都可食用。

10 牛奶燕麦片

食材：牛奶200ml、燕麦片10克、白糖5克。

做法：牛奶制热，将燕麦片和白糖加入牛奶中拌匀即可食用。

功效：养颜美白。

牛奶营养丰富，铁、钙含量高，燕麦含有丰富的膳食纤维和维生素B，长期食用养颜功效明显。

本食品性质偏温，秋冬季节、寒冷地区、易于受寒的体质人群食用更佳。

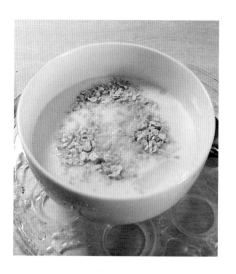

11 魔芋烧鸭

食材：仔鸭70克、魔芋50克、蒜苗5克、泡仔姜5克，豆瓣、干辣椒、精盐、白糖、酱油、鲜汤、鸡精、料酒、豆粉、色拉油适量。

做法：仔鸭斩成条，魔芋切成条，泡仔姜切成片，蒜苗切成节；

仔鸭和魔芋分别入沸水中焯水备用；

锅置中火上，加入色拉油，小火炒豆瓣和干辣椒，加入鸭条和魔芋炒制，然后加入鲜汤，用精盐、白糖、酱油、料酒，小火烧至鸭肉软熟；

用水豆粉勾芡，最后加入鸡精，起锅装盘即成。

功效：益气补血。

鸭肉有滋阴补血，益气利水消肿的作用；

魔芋富含膳食纤维、多种氨基酸和微量元素，具有散毒、养颜、通脉、降压、减肥、开胃的功能。

本食品性质偏凉，春夏季节、炎热地区、易于上火的体质人群食用更佳。

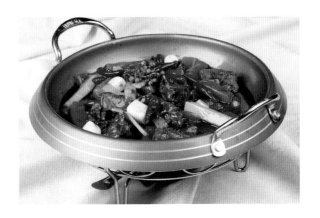

 四 祛痘

经常看到许多长得眉清目秀、五官端正的青年男女，脸上却长满痘痘，给爱美青年带来很多烦恼。

长痘痘的人群多半是处于青春期的年轻人，特别是油性皮肤的人更容易长痘痘。这种痘痘有的叫"青春痘"，有的叫"痤疮"，有的叫"粉刺"。痘痘不仅长在脸颊、额头、下巴等处，有时背部、腰部、臀部都会冒出小痘痘来。有的人长出痘痘后，轻者过一段时间会自动痊愈或减轻；但严重的溃烂成为脓疮囊肿，红肿疼痛。如果处理不当，随便挤压，或者不及时治疗，会持续发炎感染，最终会在光洁的脸蛋上留下难以消除的瘢痕，严重影响容颜的美感。

痘痘的发生，多与下列因素有关。

从当今医学来讲，有先天遗传因素，比如父母年轻时期长

痘痘，其儿女长痘痘的可能性很大；与内分泌有关，当人体内的雄性荷尔蒙分泌增多时，就会导致人体肌肤分泌的皮脂过多，如果这些过量的皮脂不能及时排除，就会堵塞毛囊和皮脂的分泌通道，从而形成痤疮。

从中医学的认识来讲，首先与经常、长期喜欢吃油腻、煎炸、火锅等辛辣燥热，或者过嗜烟酒，以及长期睡眠质量不佳、时间不够导致湿热内生或阴血耗损、虚火上炎有关；其次，还与长期情绪压抑、焦虑紧张、便秘不通，以致气血不畅、瘀滞阻塞或浊气毒素不能及时排泄有关。

| 祛痘保养的要点 | 膳食要合理：长痘痘的人要忌烟酒，少吃甜食、高热量、高脂肪、油腻、烧烤和辛辣刺激的食品，以避免湿热内生或阴虚燥热。从现代认识上讲这类食品会造成皮脂分泌旺盛，或毛囊周围血管的扩张，加重痘痘的发炎症状。所以，要以清淡为主，尤其能够利湿清热的食物为主，可以多吃含维生素B、维生素E、维生素A和膳食纤维较多的食物。 |

休息要保证：不能长期熬夜和过度疲劳，保持乐观愉快的心情，避免长期的情绪压抑或焦虑，保持足够的睡眠时间。

运动要加强：经常长痘痘的人适宜高强度的运动，使体内多余热量释放出来，排出多余的水分。

面部要清洁：经常采用温热水洗脸，保持肌肤毛囊的清洁，使皮肤的油脂及时、顺利排出，以免堵塞。

| 祛痘常用的食材 | » 鱼肉、瘦肉、鳕鱼、牛肉、火腿、动物肾脏、动物肝脏、鱼油、蛋类、奶酪、牛奶；
» 香菇、豆类、菠菜、苜蓿、豌豆尖、红心红薯、胡萝卜、青椒；
» 麦芽、黑米、大豆、小麦胚芽、坚果等等。 |

1 卤猪肝

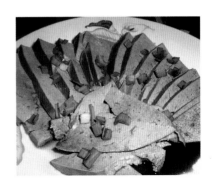

食材：猪肝100克、卤水适量。

做法：猪肝洗净，加入精盐、料酒、姜、葱码味，然后投入卤水中卤制成熟，切成薄片。

功效：清热利湿，祛痘淡斑。

猪肝中含有丰富维生素B、维生素A和铁，经常食用可以预防缺铁性贫血，利湿清热，有利于祛痘。

本食品性质平和，各个地区、各个季节、各种体质人群都可食用。

2 祛痘鳕鱼羹

食材：鳕鱼50克、火腿肠20克，香葱、姜米、鲜汤、精盐、胡椒粉、酱油、味精、料酒、水豆粉、色拉油适量。

做法：将鳕鱼和火腿肠都切成黄豆粒大小的丁，姜切成姜米，香葱切成葱花；鱼肉码味后，用蛋清豆粉浆拌匀；

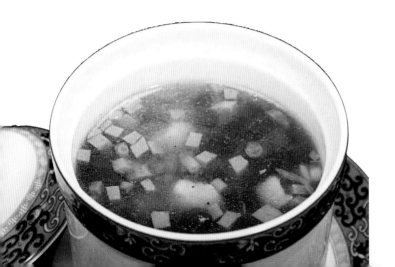

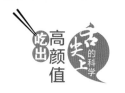

锅置火上，加入油，下姜米炒香，掺入鲜汤，加入精盐、胡椒粉、酱油、味精、料酒、火腿烧开，将火力改呈微沸状，将鱼肉粒下入，轻轻拨散；勾薄芡搅匀，最后撒葱花，淋香油，装碗成菜。

功效： 美白祛痘。

鳕鱼含有丰富的蛋白质和维生素E、B族维生素，经常食用有养颜美白祛痘的功效。

本食品性质偏凉，多适于春夏季节、炎热地区、易于上火的体质人群食用。

3 豆芽肉丝

食材： 里脊肉50克、黄豆芽50克、甜椒10克，精盐、胡椒粉、酱油、味精、料酒、水豆粉、色拉油适量。

做法： 将里脊和甜椒分别切成丝；

里脊丝用精盐、料酒、酱油码味，然后用水豆粉上浆；

锅置火上，加入色拉油烧热，将里脊丝炒熟后，加入豆芽和甜椒丝炒断生，加入调味芡汁，收汁亮油即可。

功效： 益气养血，美容祛痘。

里脊肉具有补肾养血、滋阴润燥的功效。

豆芽含有丰富的优质蛋白质和维生素A、B；豆芽和甜椒含有丰富维生素C和矿物质，营养丰富。

本食品性质偏凉，多适于春夏季节、炎热地区、易于上火的体质人群食用。

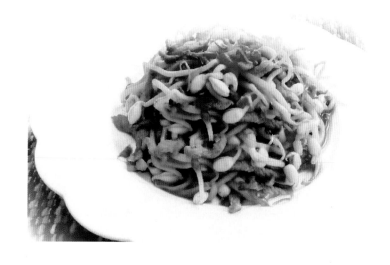

4 炒豆苗

食材：豌豆苗100克，精盐、胡椒粉、味精、蒜茸、色拉油适量。

做法：锅置旺火上，烧色拉油至高油温，加入豌豆苗快速炒断生，加入精盐、胡椒粉、味精、蒜茸调味即可。

功效：排毒养颜。

豌豆苗含有丰富膳食纤维、维生素B，有助于排泄排毒，预防长痘。

本食品性质偏凉，多适于春夏季节、炎热地区、易于上火的体质人群食用。

5 美味黑米粥

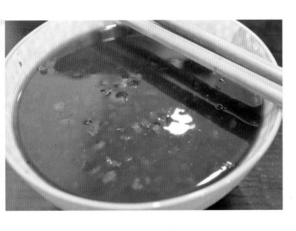

食材：黑米50克、糯米10克、花生5克、薏米5克、莲子5克、红豆10克、红糖5克。

做法：将黑米、糯米、花生、薏米、莲子、红豆洗净，泡水备用，锅中加入清水，放入上述食材，大火烧开后转用小火慢熬至粥黏稠，加入红糖熬化即可食用。

功效：益气补肾，活血祛瘀。

黑米能够益气补肾、健脾暖肝，红糖能够活血祛瘀，经常食用本品对气虚血瘀的长痘有一定疗效。

本食品性质偏温，秋冬季节、寒冷地区、易于受寒的体质人群食用更佳。

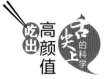
6 蒸紫薯

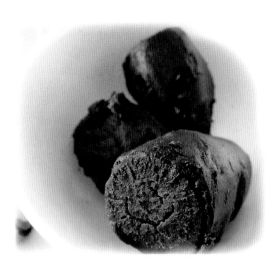

食材：紫薯150克。

做法：将紫薯洗净，连皮一起上笼蒸至软熟即可。也可以烤制食用。

功效：排毒通便，美白祛痘。
紫薯含有丰富的维生素和膳食纤维，有较好的通便效果，便于排除毒素，经常食用有利于美白淡斑祛痘。
本食品性质偏温，秋冬季节、寒冷地区、易于受寒的体质人群食用更佳。

7 家常豆腐

食材：豆腐70克、猪后腿肉50克、蒜苗10克，豆瓣、精盐、酱油、味精、水淀粉、鲜汤、色拉油适量。

做法：豆腐切成片；猪后腿肉切片；蒜苗切成马耳朵形；
豆腐逐片放入油中炸至表面金黄捞出；
锅中加油，加入肉片炒至出油，加入豆瓣，炒香出色，加鲜汤，用精盐、酱油调味；烧开后放入豆腐，改小火烧透入味，加入蒜苗、味精，用水淀粉勾芡起锅装入盘内。

功效：清热利湿，排毒祛痘。
豆腐营养丰富，含有铁、钙、磷、镁等人体必需的多种微量元素，素有"植物肉"之美称，豆腐具有利湿清热的功效，经常食用对预防长痘有一定效果。
本食品性质偏凉，多适于春夏季节、炎热地区、易于上火的体质人群食用。

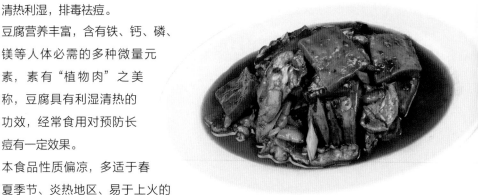

8 碎肉芹菜

食材： 碎瘦猪肉50克、芹菜50克，精盐、豆瓣、白糖、鸡精、色拉油适量。

做法： 芹菜切成小颗粒，锅置火上，加入色拉油，小火炒碎肉至散籽，加入豆瓣煵炒上色，加入芹菜炒断生，加入精盐、白糖、鸡精炒匀，即可装盘成菜。

功效： 清热祛湿。

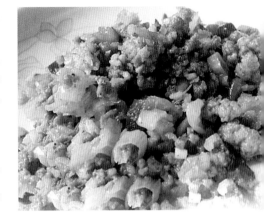

碎瘦猪肉含有丰富营养成分，芹菜含有丰富铁和膳食纤维，同时具有清热祛湿的功效。

本食品性质偏凉，多适于春夏季节、炎热地区、易于上火的体质人群食用。

9 胡豆拌折耳根

食材： 嫩胡豆50克、折耳根100克，精盐、红油、酱油、白糖、味精、香油适量。

做法： 胡豆入沸水中煮熟，然后与折耳根装入碗内，加入精盐、红油、酱油、白糖、味精、香油一起拌制均匀，即可食用。

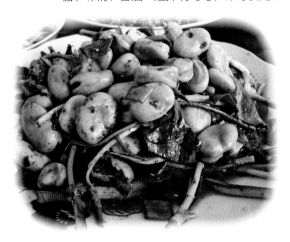

功效： 清热解毒，美白祛痘。

折耳根又名"鱼腥草"，有清热、解毒、利湿、消肿的功效，长期食用本品，对长痘有一定食疗功效。

本食品性质偏凉，多适于春夏季节、炎热地区、易于上火的体质人群食用。

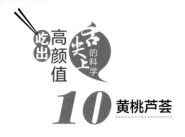

10 黄桃芦荟

食材： 芦荟50克、黄桃50克、冰糖5克。

做法： 芦荟去皮切成条，入沸水中焯水沥干水分装盘；黄桃围边；

锅内加入少量清水，小火熬制冰糖水，完全融化之后浇淋在芦荟表面。

功效： 清热解毒。

芦荟含有多糖和多种维生素，有美白、除皱、去痤疮、粉刺的功效。

本食品性质寒凉，宜于春夏季节、炎热地区、易于上火的体质人群食用。

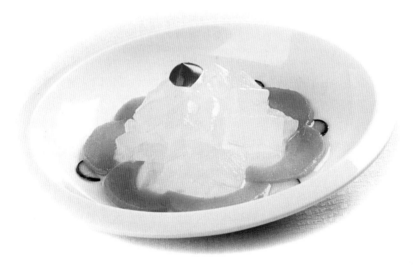

美目篇

　　明亮的双眸，不仅仅是一个人美貌的重要标志，眼睛更是心灵的窗户，能为一个人增添神采，绽放出迷人光彩。

　　中医学认为明亮的双眸、迷人的神采、正常的视觉，全靠精气血的濡养，而其中肝藏血液、开窍于目又最为重要，这就是所谓"五脏六腑之精气，皆上注于目而为之睛"，"肝受血而能视"的由来。因此，食疗美目的关键在于滋养精气与肝血。

　　从美容的角度讲，影响眼部美容常见的有四大问题：一是目不明，二是眼袋明显，三是出现黑眼圈，四是眼部皱纹——鱼尾纹多多。

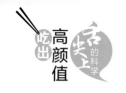

一 明目

拥有一双水灵灵、熠熠发光的双眸，是人人都渴望期盼的。人们往往形容双眸如"秋水"，也只有清澈水灵才配得上这般的赞誉。如果一个人眼球布满血丝或发黄，随便怎么修饰也是掩盖不住其苍老的容颜，给人一种熬夜或病态的、精神不济的面貌。有时也看到许多人的眼神，看上去混浊无光、朦胧无神，而自己感到眼睛干涩、视物昏花不清，有的还常流眼泪或生眼屎等等，给人以七老八十的感觉。如果是眼周问题，如黑眼圈和鱼尾纹还可以通过化妆来掩饰其缺陷，但眼球是没有办法掩饰的。有的美眉戴美瞳来掩盖，但白眼仁部分发黄或布满血丝，同样没有办法遮盖。所以明目至关重要。

眼神蒙昧无光的发生，最主要的还是气血不足。

明目保养的
要点

每天要多喝水，补充体液，保证人体血液循环系统的畅通，不仅能促进新陈代谢，还能使体内废物和毒素及时排除出去，从而减少毒素对肝及其双目的伤害。

要戒烟限酒。香烟中含有尼古丁和焦油，对肺部的伤害很大，肺脏受伤，气血的宣发就会失常；而酒精的分解由肝脏所完成，而肝脏代谢酒精的能力有限，酗酒成性、过量的酒精，对肝脏的伤害则更大，对眼睛都不利。

要保持舒畅的心情。爱生气和发怒的人很容易导致肝气郁结不畅，要学会调节和控制自己的情绪，只有心平气和、乐观开朗，才能使肝气顺畅。

要合理用眼。时刻注意用眼的劳逸结合，尽量避免视觉疲劳。

要有合理的膳食结构。只有膳食结构的合理，人体需要的各种养分才能充盈。而在护眼护肝方面，特别要注意多摄入新鲜的蔬菜和水果，特别是绿色、橙色、红色、紫红色、黄色等

深色蔬菜水果；同时多摄入含维生素A高的食品，尽量少摄入
辛辣刺激的食品。

**明目常用的
食材**

» 猪肝、鸡肝、鸭肝、鳝鱼、带鱼、鲫鱼、鱿鱼、蛤蜊、蛋
黄、牛奶、奶酪、鱼肝油、鸡蛋；

» 菠菜、胡萝卜、韭菜、油菜、荠菜、红苋菜、西兰花、西红
柿、柿子椒、南瓜、红薯；

» 黑米、燕麦、玉米；

» 桑葚、柿子、芒果、橙子、杏子。

**明目常用的
食方**

1 **美味腰花**

食材： 猪腰50克、青椒10克、木耳5克，姜、大蒜、精盐、料
酒、酱油、泡辣椒、水豆粉、鸡精、色拉油适量。

做法： 猪腰切成眉毛形，姜和大蒜切成片；猪腰用精盐、料酒
码味，然后用水豆粉上浆；青椒切成菱形块，泡辣椒切
成马耳朵形；

锅内加入色拉油，旺火加热，将猪腰投入高油温中快速
炒散籽，加入姜蒜片、泡辣椒炒香，再加入木耳和青椒
炒断生，烹入调味芡汁，收汁亮油起锅成菜。

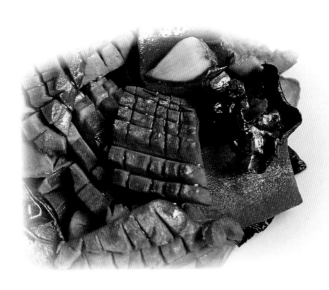

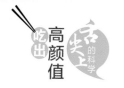

功效： 补肾理气，保肝明目。

猪腰营养丰富，尤其含有丰富的维生素A，有健肾益精、养血之功效，经常食用本品有利于明目养颜。

本食品性质平和，各个季节、各个地区、各种体质人群都可食用。

2 萝卜鲫鱼汤

食材： 鲫鱼100克、白萝卜50克，姜、大葱、胡椒粉、精盐、料酒、色拉油适量。

做法： 鲫鱼去鳞剖腹洗净之后用精盐、姜、葱、料酒码味15分钟，然后放入锅内煎至两面黄，掺入清水，大火烧沸之后改为中火炖制；

白萝卜切成粗丝，与姜片和大葱一同加入锅内煮制，直至汤白汁浓，加入精盐、胡椒粉调味即可。

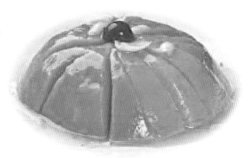

功效： 健脾利湿，明目养颜。

鲫鱼营养丰富，含有丰富的优质蛋白质和维生素、矿物质，有健脾和胃、理气利湿之功效。

本食品性质平和，各个季节、各个地区、各个体质人群都可食用。

3 百合南瓜

食材： 南瓜150克、鲜百合10克、冰糖5克。

做法： 将老南瓜去皮，洗净后切成块，装碗，放入百合，上笼蒸软熟；

锅内加入适量水，放入冰糖，小火熬化后，然后浇淋在南瓜表面即可。

功效：明目养颜，润泽肌肤。

据古书记载：南瓜性温，味甘，能健脾益气，化痰排脓，驱虫解毒，治咳止喘，疗肺痈与便秘，并有利尿、美容等作用；百合有润肺止咳，清心安神的功效；二者合食有明目养颜，润泽肌肤的作用。

本食品温凉共用、性质平和，各个季节、各个地区、各种体质人群都可食用。

4 胡萝卜烧肉

食材：五花肉50克、胡萝卜70克，精盐、料酒、豆瓣、酱油、鸡精、水豆粉、色拉油适量。

做法：五花肉切成丁，胡萝卜切成滚刀块；

锅内放入色拉油置火上，炒豆瓣，然后加入五花肉一同炒香，加入清水，加入精盐等调味品调味；

然后小火烧至五花肉快熟时加入胡萝卜烧制，待五花肉软熟，勾芡浓汁即可装盘成菜。

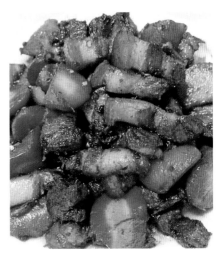

功效：明目养颜。

五花肉营养丰富，胡萝卜富含胡萝卜素，二者合烹，有利于胡萝卜素的吸收，经常食用有明目润肤之功效。

本食品性质偏温，秋冬季节、寒冷地区、易于受寒的体质人群更宜食用。

5 明目肝片汤

食材：猪肝50克、菠菜50克，精盐、料酒、酱油、胡椒粉、野山椒、水豆粉、鸡精、色拉油适量。

做法：野山椒剁细，猪肝切成薄片，先用精盐、料酒、酱油码味，再用水豆粉上浆；

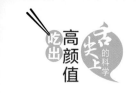

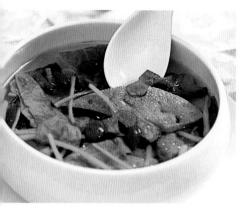

锅内加入少量色拉油，炒野山椒出香味，加入鲜汤，烧沸，放入菠菜，将肝片抖散入锅中煮断生；加入精盐、胡椒粉、鸡精调味，起锅滴入香油即可。

功效： 明目补肝。

猪肝富含维生素A、D和铁等营养素，长期食用有补肝、明目、养血的食疗功效。本食品性质平和，各个季节、各个地区、各种体质人群都可食用。

6 肉末蒸蛋

食材： 肉末30克、鸡蛋50克，精盐、酱油、色拉油适量。

做法： 锅置中小火将肉末炒散籽，加入精盐、酱油调味，小火继续炒至酥香备用；

将蛋液调散，加入精盐调味，加入鲜开水搅匀，放入蒸笼中蒸熟后，舀入事先炒好的肉末即可。

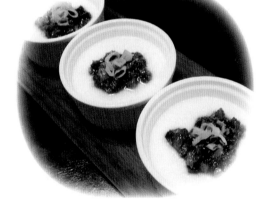

功效： 明目安神。

鸡蛋具有滋阴润燥，养心安神的功效；同时它含有丰富的维生素A、D以及优质蛋白质，营养丰富；肉末中也含有丰富的蛋白质和其他营养成分。

本食品性质平和，各个季节、各个地区、各种体质人群都可食用。

7 荞面鳝丝

食材： 荞面100克、鳝鱼片30克、绿豆芽30克、酥花生米10克，蒜茸、辣椒油、香菜、醋、酱油、味精、香油适量。

做法： 将鳝片切成丝，用姜、葱、盐、料酒码味5分钟；将荞面入沸水中煮熟后，迅

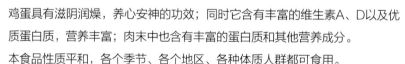

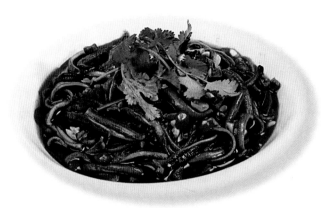

速捞入凉开水中晾凉捞出备用；鳝丝加入沸水中焯水至刚熟，捞出晾凉备用；

绿豆芽焯水备用；

取一凉菜盘，将绿豆芽垫底，再加入荞面，再将煮熟的鳝丝放在最上面；

用调味碗调味，加入精盐、味精，加入适量醋和酱油将其稀释融化，再加入

蒜茸，加入香油搅拌均匀；将调好的味汁淋入装好盘的菜肴上面，最后撒酥

花生米，然后香菜点缀即可。

功效：明目健脑。

鳝鱼含有丰富DHA、卵磷脂和维生素A，有健脑明目之功效。

本食品性质偏凉，多用于春夏季节、炎热地区、易于上火的体质人群。

8 杂粮排骨汤

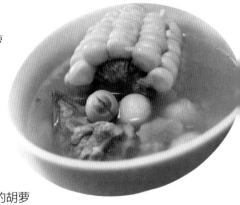

食材：排骨100克、玉米棒50克，葱花、白萝
卜、精盐、胡椒粉、鸡精适量。

做法：排骨斩成小块，玉米棒切成短节，白萝卜
切成块；排骨焯水后，然后投入锅中炖
制，待排骨半熟时，加入玉米棒和白萝
卜一起炖至排骨软熟即可。

功效：明目养颜。

排骨富含丰富蛋白质和钙，玉米含有丰富的胡萝
卜素，具有明目养颜之功效。

本食品性质平和，各个季节、各个地区、各种体质人群都可食用。

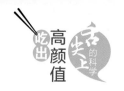

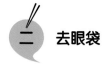 **去眼袋**

原本一双美丽的眼睛，眼袋却出现了明显的浮肿、有的颜色还青紫，给人一幅"国宝熊猫"的感觉，或肾炎水肿的误会，好不烦恼。许多人有了眼袋，就立马去做眼袋的美容手术，受痛苦不说；有的做完后，由于术后护理不当等原因还出现感染或者溃烂，苦不堪言；即便是手术非常成功，慢慢地又会出现反弹，反弹以后比之前的效果还要糟糕；如果本人本来就是瘢痕体质，术后出现瘢痕，岂不弄巧成拙。

眼袋的发生，与以下因素相关：

淋巴系统循环不良，导致眼部水分过度囤积，从而产生水肿，这是形成眼袋的首要原因。

过度的用眼疲劳，由于经常加班熬夜，长时间使用电脑、看书写字等，眼睛没有定时休息，久而久之就会使眼部周围皮肤松弛、下垂。

饮食口味过重，长时间摄入过多的盐分，血液中水钠潴留，导致眼部周围水肿。

不良的生活习性，有人习惯睡觉前喝较多的茶、水或者牛奶等，喝了之后马上睡觉，容易使眼周水分囤积而出现眼袋。

从中医学角度上讲，眼胞（及上下眼睑）与脾密切相关，而脾又主持水湿的运化与输散；如果外界气候潮湿，或生冷食品、饮料太多，水湿困脾，或脾气本身不足，使得水湿不化、积聚体内、泛滥肌肤、出现眼袋、甚至水肿。

去眼袋保养
的要点

尽量做到睡觉前1小时不喝液体食品。

合理用眼，尽量不要经常、过度的用眼疲劳。

注意休息，尽量保证睡眠的充足，使眼周皮肤得到足够休养。

睡觉时枕头高一点，可以有效预防水分囤积在眼部。

睡觉前可用无名指在眼带周围轻轻挤压十几次，持之以恒，可以解决眼部水肿；也可以用泡过茶的茶袋，挤干茶液，冰冻一下后，敷在眼睛上15分钟，每天坚持效果不错。

膳食要合理，不要过分的节食减肥，使皮肤脂肪充足，眼部肌肤才不至于松弛；平时尽量避免摄入过多盐分；尽量多选择清淡少油的食品，尤其是选择有利于增强皮肤弹性、能抗氧化的食品。

[去眼袋常用
的食材]

» 猪皮、鱼皮、鲑鱼、猪蹄、鸡爪、鱼胶、蹄筋；
» 花椰菜、西兰花、西红柿、仔姜、洋葱、茄子、大葱、芹菜、南瓜、油菜、胡萝卜、苦瓜；
» 葡萄、大枣、龙眼、柠檬、火龙果、猕猴桃、桑葚、蓝莓；
» 绿茶、红茶。

[去眼袋常用
的食方]

1 卤凤爪

食材：鸡爪100克、卤水适量。

做法：将鸡爪洗净，剁去脚趾，然后放入卤水中卤制成熟，捞出晾凉即可。

功效：益气紧肤。

中医认为，鸡肉有温中益气、补虚填精、健脾胃、活血脉、强筋骨的功效；鸡爪含有丰富的胶原蛋白，经常食用有收紧肌肤

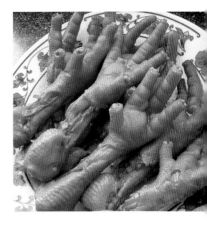

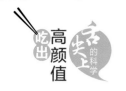

的效果，避免肌肤松弛。

本食品性质平和，各个季节、各个地区、各种体质人群都可食用。

2 红烧猪蹄

食材： 猪蹄100克，姜、大葱、糖色、精盐、色拉油适量。

做法： 猪蹄斩成小块，姜拍破，大葱切成节；

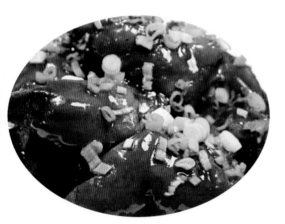

锅内加入适量色拉油，炒猪蹄，加入鲜汤，加入精盐、姜、大葱、糖色调色调味，小火慢慢烧制，待猪蹄上色软熟即可。

功效： 紧肤养颜。

猪蹄含有丰富的胶原蛋白和弹性蛋白，经常食用有利于增强皮肤滋润性和弹性，防止眼袋产生。

本食品性质平和，各个季节、各个地区、各种体质人群都可食用。

3 养颜蹄筋

食材： 蹄筋70克、青椒5克、甜椒5克，豆瓣、精盐、酱油、色拉油、水豆粉适量。

做法： 蹄筋切成条，青椒和甜椒切成菱形块；

锅中，加入色拉油，温油炒豆瓣，加入鲜汤调味，加入蹄筋小火慢慢烧制；

待蹄筋软糯时，加入青椒和甜椒烧入味，勾芡，浓汁浓味

后即可装盘。

功效： 紧肤美容。

蹄筋富含胶原蛋白和弹性蛋白，可促进皮肤细胞吸收和贮存水分，防止皮肤干瘪起皱，使其中润饱满、平整光滑。

本食品性质平和，各个季节、各个地区、各种体质人群都可食用。

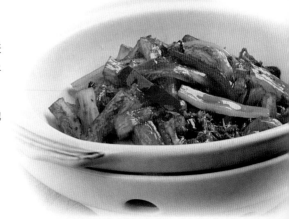

4 韭黄炒蛋

食材： 鸡蛋50克、韭黄20克，精盐、色拉油适量。

做法： 韭黄切成节，蛋液中加入精盐调散；

锅内加入色拉油，旺火烧油，倒入蛋液快速炒熟，然后加入韭黄节炒断生，加入精盐调味即可。

功效： 益气养颜。

中医学认为，韭菜性温，能温肾助阳、益脾健胃、行气理血。

鸡蛋营养丰富，具有养颜美目的功效。

本食品性质偏温，多用于秋冬季节、寒冷地区、易于受凉的体质人群。

5 鱼香茄子煲

食材： 茄子100克，姜米、蒜米、葱花、泡红辣椒末、精盐、白糖、酱油、醋、水豆粉、色拉油适量。

做法： 茄子切成条，然后投入高温油锅中炸至紧皮后捞出；

锅内加入适量色拉油，炒泡辣椒末至油红亮，加入姜米和蒜米炒香，加入鲜汤，投入茄条小火烧至软熟，加入精盐、白糖、醋、酱油调味成鱼香味，最后勾入水豆粉即可装入煲中。

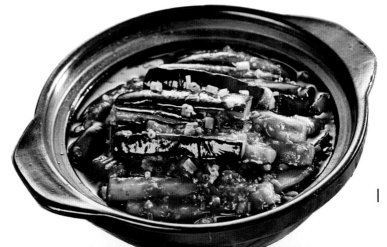

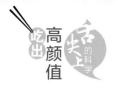
功效：美肤防衰。

中医学认为，茄子有祛散血瘀、消肿止痛等功效；当今认为茄子是抗氧化食品，对预防眼袋和黑眼圈形成有一定效果。

本食品性质偏凉，多用于春夏季节、炎热地区、易于上火的体质人群。

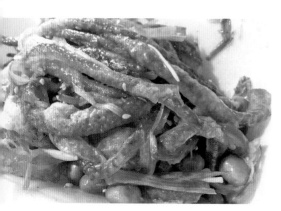

6 凉拌鱼皮

食材： 鱼皮100克、花生米10克，蒜茸、香菜节、精盐、白糖、酱油、鸡精、香油适量。

做法： 将鱼皮洗净，放入沸水中焯水至断生，然后捞入凉开水中浸泡，使鱼皮在短时间内变脆爽，再将其切成粗丝；

加入花生米、蒜茸、香菜节、精盐、白糖、酱油、鸡精、香油拌匀即可。

功效： 紧肤养颜。

鱼皮含有丰富的胶原蛋白及黏多糖，是养颜护肤美容保健的佳品，长期食用可增强皮肤的弹性，防止衰老。

本食品性质平和，各个季节、各个地区、各种体质人群都可食用。

7 爽口洋葱

食材： 洋葱100克、熟芝麻5克、香菜节5克，精盐、白糖、酱油、鸡精、香油适量。

做法： 将洋葱切成丝，加入香菜节、精盐、白糖、酱油、鸡精、香油拌匀，最后撒上熟芝麻即可。

功效： 防癌抗衰。

洋葱含有丰富的硒元素，硒是一种强

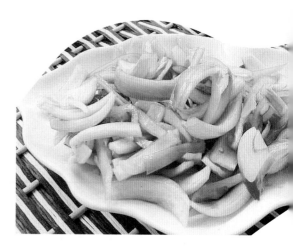

抗氧化剂，能消除体内的自由基，增强细胞的活力和代谢能力，具有防癌抗衰老的功效。

本食品性质偏温，多用于秋冬季节、寒冷地区、易于受寒的体质人群。

8 什锦果盘

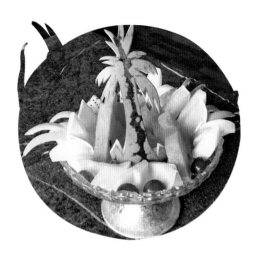

食 材：苹果50克、广柑50克、香瓜50克、红提50克、圣女果50克、西瓜50克。

做 法：照图将苹果等水果切雕好，然后装盘即可。

功 效：养颜嫩肤。

以上水果中含有丰富的膳食纤维和维生素C，有养颜美肤功效。

本食品性质偏凉，多用于春夏季节、炎热地区、易于上火的体质人群。

 三 去黑眼圈

黑眼圈就是人们经常所说的"熊猫眼"，眼周皮肤成暗黑色，给人的印象就是睡眠不足或处于病理状态，很糟糕。因此很多人通过扑粉和眼影等化妆来掩饰其"熊猫眼"，但这只是暂时的、表面的，妆容淡化后又见庐山真面目，这令很多爱美人士苦不堪言。

一般来说黑眼圈可分为三类：

一类是血管性黑眼圈，主要因为眼部皮肤层的血液流通不畅所造成，它与熬夜加班、用眼过度等导致用眼疲劳，使得眼部的新陈代谢不畅，各种毒素和废物不能及时排出有关。

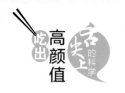

第二类是遗传因素引起的黑眼圈，这类人群从小眼周就有大量黑色素沉积，这种就需要通过美容去黑处理，淡化其黑色素。

第三类就是经常化妆的女士，由于卸妆不当或者没有使用适当的卸妆液，久而久之也会导致彩妆残留眼部皮肤，黑色素堆积。

从中医学角度讲，主要还是与脾虚湿盛相关。由于脾的运化水湿的功能低下，不能及时排除体内积液，水湿上泛，其所对应的眼眶周围皮肤就会发生黑眼圈、甚至眼袋水肿。

去黑眼圈保养的要点

减少用眼疲劳。注意让眼部休息，工作或学习一定时间，选一安静空气清新的地方眺望远方或者闭目养神，全身放松，眼珠有规律地左右转动，然后睁大双眼，停顿十几秒，做深呼吸，然后再慢慢闭目，做深呼吸，连续几次后，可使眼部疲劳减轻或消失。

喜欢化妆、特别浓妆的人士，晚上一定要使用眼部卸妆液或乳液彻底卸妆，然后再抹上眼霜滋润。

改变不良的生活习惯，尽量不要熬夜，每天睡眠时间保证在6～8小时，同时保证睡眠质量。因为，睡眠不好，也是导致黑眼圈的重要原因。

要做好防晒工作，长期紫外线照射，也会导致眼部周围黑色素堆积，形成挥之不去的深咖啡黑眼圈。

可以经常做眼部按摩，促进血液循环；也可以敷土豆片，每天睡觉前切两片土豆片紧贴下眼睑；或者热敷喝剩的茶叶包，长期坚持可以起到去黑的效果。

少吃生冷饮食，以免损伤脾运化水湿的功能；多食富含维生素A、B、C的食物。

<table>
<tr><td>[去黑眼圈常
用的食材]</td><td>» 鸡蛋、肉类、牛奶、动物肝脏、猪腰；
» 菠菜、红心红薯、辣椒、绿色蔬菜、西兰花、芹菜、芥蓝、
　萝卜、冬瓜、胡萝卜、青椒、西红柿、丝瓜、黄瓜、香菇；
» 小麦胚芽、花生、黑米、坚果、豆类；
» 柿子、猕猴桃、黄瓜、猕猴桃、沙棘。</td></tr>
</table>

[去黑眼圈常
用的食方]

1 红薯粥

食材： 大米30克、小米10克、红薯20克。

做法： 红薯去皮后切成小块；

锅内加入清水，倒入淘洗后的大米

和小米，大火烧沸后加入红

薯，转为中小火，直至

熬至粥浓稠。

功效： 明目养颜。

小米和红薯富含各

种维生素和矿物质，

特别是胡萝卜素含量

高，有明目健胃之功效。

本食品性质偏温，多用于秋冬季节、寒冷地区、易于受

寒的体质人群。

2 蒜茸芥蓝

食材： 芥蓝50克、大葱10克、蒜茸5克，蚝汁、精盐、酱油、
色拉油适量。

做法： 大葱取葱白，切成丝；芥蓝焯水断生捞出装盘；

锅内加入色拉油，炒蒜茸和蚝汁，加入少量鲜汤，

加入精盐、美极鲜酱油调味；然后将味汁

浇淋在芥蓝上，最后点缀葱丝。

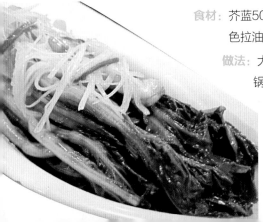

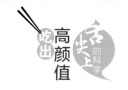

功效：提神醒脑，明目美白。

芥菜含B族维生素、维生素C，胡萝卜素和维生素D很丰富。

本食品性平和，各个季节、各个地区、各种体质人群都可食用。

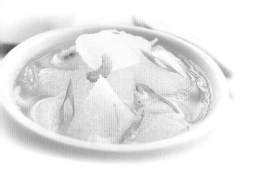

3 金钩冬瓜

食材：冬瓜50克、金钩10克，精盐、鲜汤、水豆粉适量。

做法：冬瓜切成片，金钩用热水泡软备用；锅内加入鲜汤，加入冬瓜和金钩一起烧制，加入精盐调味，待冬瓜成熟，勾入水豆粉即可。

功效：美容养颜。

冬瓜含有丰富矿物质和多种维生素，有清热解毒、利水消肿、减肥美容的功效，长吃冬瓜可预防粉刺和黑眼圈产生。

本食品性质寒凉，多用于春夏季节、炎热地区、易于上火的体质人群。

4 松花拌猪腰

食材：猪腰50克、松花蛋20克、鲜笋50克、小米辣5克，精盐、料酒、醋、味精、酱油、香油、葱花、鲜汤适量。

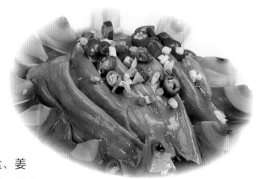

做法：将猪腰片成薄片，加入适量精盐、姜片、大葱、料酒码味；鲜笋切成片，焯水；松花蛋剥壳，每个切成4~6瓣；小米辣切成节，香葱切成葱花，备用；将鲜汤烧沸，加入腰片烫至断生即可；将焯水后的笋丝垫在盘底，然后将焯水后的腰片整齐叠放在上面，将松花瓣围在盘四周。

用调味碗调味：加入精盐、味精、酱油稀释融化，然后加入香油，将味汁淋入盘中，最后在腰片上撒上葱花即可。

功效：补肾养颜。

猪腰营养丰富，尤其富含维生素A，具有补肾益气之功效。

本食品性质平和，各个季节、各个地区、各种体质人群都可食用。

5 椿芽炒蛋

食材：鸡蛋50克、椿芽20克，精盐、色拉油适量。

做法：蛋液调散，椿芽切成小颗粒，加入蛋液中，加入精盐调味；
锅内加入色拉油，烧至高温，将蛋液倒入，快速炒制成熟即可。

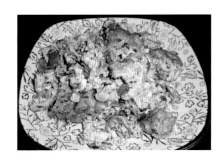

功效：醒脾利湿，养颜美肤。

鸡蛋黄中含有丰富营养物质，尤
其是维生素A、D以及卵磷脂含量
高，具有健脑明目的功效；椿芽具
有醒脾利湿和抗衰老的功效。

本食品性质平和，各个季节、各个
地区、各种体质人群都可食用。

6 芹菜肉丝

食材：猪肉50克、芹菜50克、甜椒50克，精盐、料酒、酱油、鸡精、水豆粉、色拉
油适量。

做法：猪肉和甜椒切成丝，芹菜切成节；肉丝用精盐、料
酒、酱油码味，然后用水豆粉上浆；
锅置旺火，加入色拉油，加入肉丝炒散籽，
投入芹菜和甜椒丝快速炒断生，烹入调味芡
汁，收汁亮油即成。

功效：美目养颜。

猪肉营养丰富，含有丰富维生素A和E，甜椒含
有丰富胡萝卜素；芹菜清泻肝火，对美目有一定效果。

本食品性质寒凉，多用于春夏季节、炎热地区、易于上火的体质人群。

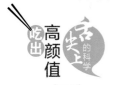

7 番茄蛋花汤

食材： 鸡蛋25克、番茄100克，鲜汤、色拉油、精盐、水豆粉
适量。

做法： 鸡蛋液调散，番茄切碎；
锅置旺火，加入色拉油，炒番茄粒，加入鲜汤烧
沸后调味，再倒入蛋液，快速搅匀使之成为蛋花
状，勾入少量水豆粉，使汤汁略浓即可。

功效： 明目养颜。
鸡蛋含有丰富维生素A，番茄富含胡萝卜素，二者
皆有美目明目的食疗效果。
本食品性质偏凉，多用于春夏季节、炎热地区、易于上火的体质人群。

8 干贝萝卜丝汤

食材： 白萝卜100克、干贝10克、鲜汤200克，精盐、水豆粉适量。

做法： 白萝卜切成丝，干贝用热水涨发；
锅内加入鲜汤，烧沸后加入白萝卜丝和干贝煮制，调味，待白萝卜丝烂熟时
勾少量水豆粉，使汤汁较稠。起锅前滴入香油，撒入葱花即可。

功效： 美目淡斑。
干贝营养丰富，白萝卜富含维生素C，经常食用有淡斑去黑眼圈的效果。
本食品性质寒凉，多用于春夏季节、炎热地区、易于上火的体质人群。

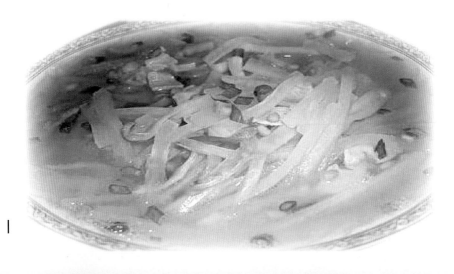

四 去鱼尾纹

人到中年，"蜘蛛网"也就是鱼尾纹开始爬上额头、眼周；如果不搭理它，随着时光流逝，这些岁月留痕会越来越深，怎么美容都很难抹去它的痕迹，悔之已晚。

鱼尾纹产生的主要原因是皮肤松弛。随着年龄的增大，皮肤内的胶原蛋白与弹力蛋白逐渐流失，皮肤及其附属器官、皮下脂肪和肌肉都会发生萎缩，皮肤功能退化，导致皮肤血液循环变慢，使肌肤不能及时得到养分的滋养，致使皮肤变得松弛，产生眼部鱼尾纹。

其次是面部表情过于丰富，比如长期处于愁眉不展状态，或者长期夸张地大笑，长期反复收缩，皮肤便在收缩方向出现皱纹。

另外由于皮肤长期缺少水分也是鱼尾纹产生的重要原因，已如前述。

长期睡眠不足，也会使皮肤的调节功能失衡，出现衰老起皱的现象。

过度暴晒，不仅会使皮肤干燥，而且还会损伤皮肤，久而久之使面肤起皱，产生鱼尾纹。

[去鱼尾纹保
养的要点]

做好日常抗皱紧肤的养护，比如经常抹眼部滋润霜或眼部精华；也可每隔一段时间到美容院，进行眼部SPA，促进眼部血液循环。

保持充足的睡眠，让眼部肌肤得到彻底的放松，让肌肤呈现最佳状态。

不要过度节食减肥，否则皮肤无法得到充足的营养供应，

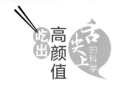

而导致面部皮下组织不丰满，引起皮肤松弛进而产生鱼尾纹。

平时要多喝水，每天至少1200毫升饮用水，为皮肤提供足够水分，保持肌肤润泽。

少吃油炸或者油酥食品，因为很多油炸食品含有反式脂肪酸构成的油脂，食用后致使体内过氧化物大量产生，抑制自由基的生成；少喝酒，更不能酗酒，因为过多酒精会加速皮肤衰老，过早产生皱纹。

去鱼尾纹常用的食材	» 鱼类、牛蛙、甲鱼、鸡冠、猪蹄、猪皮、鸡爪、鱼皮、蹄筋、酸奶； » 黄瓜、大蒜、丝瓜、香菇； » 蓝莓、橘子、菠萝、苹果； » 玉米、花生、核桃、大豆制品； » 红酒、绿茶。

去鱼尾纹常用的食方	# 1 椒麻鸡冠

食材： 鸡冠50克，椒麻糊、精盐、酱油、鸡精、鲜汤、香油适量。

做法： 将鸡冠洗净，放入清水中煮熟后捞出装入盘内；
用一调味碗，加入精盐、酱油、鸡精、鲜汤、香油搅匀调制成椒麻味，最后将椒麻味汁浇淋在表面即可。

功效： 紧肤养颜。

鸡冠含有丰富的胶原蛋白，是养颜护肤美容的保健佳品，长期食用，可增强皮肤的弹性，防止鱼尾纹产生。
本食品性质平和，各个季节、各个地区、各种人群都可食用。

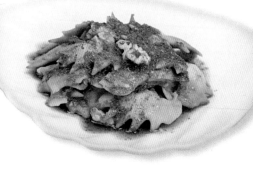

2 凉拌花生仁

食材： 生花生仁30克、小米辣3克，精盐、白糖、酱油、白醋、鸡精、香油适量。

做法： 将生花生仁入沸水中浸泡1分钟，捞出剥去花生衣；小米辣切成小颗粒，加入精盐、白糖、白醋、酱油、鸡精、香油拌匀，最后撒上熟芝麻即可。

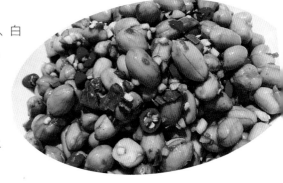

功效： 健脑防衰，紧肤润肤。

花生人称"长生果"，含有丰富的维生素E和锌，能增强记忆，抗老化，延缓脑功能衰退，滋润皮肤。

本食品性质平和，各个季节、各个地区、各种体质人群都可食用。

3 卤猪蹄

食材： 猪蹄100克，卤水适量。

做法： 将猪蹄洗净，去净残毛，然后放入卤水中卤制成熟，捞出晾凉即可。

功效： 紧肤润肤。

猪蹄含有丰富胶原蛋白，经常食用有收紧肌肤的效果，避免肌肤松弛，防止鱼尾纹产生。

本食品性质平和，各个季节、各个地区、各种体质人群都可食用。

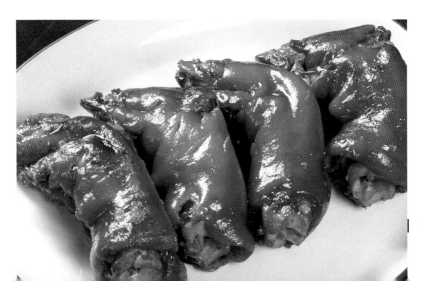

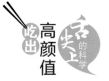
4 水果皮冻

食材： 猪皮100克、苹果30克、香
梨30克。

做法： 将猪皮洗净，去净残毛，然后
放入清水中小火慢慢熬化成液
体状，加入精盐调味，再加入
苹果粒和香梨粒，搅匀，倒入平
盘内，待其冷却凝固后，切成片
装盘即可。

功效： 紧肤美容。

猪皮含有丰富胶原蛋白，经常食用可增强皮肤弹性，避免肌肤松弛，防止鱼
尾纹产生。

本食品性质平和，各个季节、各个地区、各种体质人群都可食用。

5 美味耗儿鱼

食材： 耗儿鱼50克、西兰花30克、香菜5克、老
姜5克、大蒜5克，泡辣椒、大葱、胡椒
粉、精盐、料酒、味精、酱油、水豆粉、
泡椒老油、藤椒油、食用油脂适量。

做法： 将耗儿鱼码味，然后投入7成热的高油锅
中过油；西兰花在沸水中焯水备用。
将炒锅中加入藤椒油和泡椒老油，加入
姜蒜片、葱略炒；掺入适量鲜汤，加入
耗儿鱼，加入调味品进行调味，烧熟入
味后，勾少量薄芡，起锅成菜。最后撒
上香菜即成。

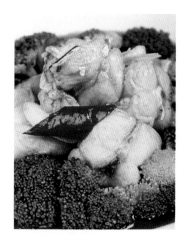

功效： 养颜抗衰老。

耗儿鱼含有丰富的胶原蛋白和维生素E，长期食用有延缓衰老和养颜的功效。

本食品性质偏凉，多用于春夏季节、炎热地区、易于上火的体质人群。

6 干锅牛蛙

食材： 牛蛙50克、洋葱20克、西芹20克、青椒10克、红辣椒10克、姜5克、大蒜5克、大葱5克、胡椒粉、精盐、料酒、味精、酱油、老油、豆瓣、干豆粉、藤椒油、食用油脂适量。

做法： 将牛蛙宰杀，刮去外皮、去内脏，洗净，斩成小块；洋葱切成小块，西芹切成菱形块，青红椒切成小节，姜蒜切成指甲片，大葱切成马耳朵葱；

将牛蛙码味上浆，然后放入150℃油锅中过油；

将炒锅中加入食用油脂，烧热后加入豆瓣，小火煸炒，加入姜蒜片、大葱段略炒，加入洋葱、西芹、青红椒炒断生，然后加入牛蛙煮熟，加入调味芡汁，加入藤椒油和老油。

功效： 养颜美肤。

牛蛙是一种高蛋白、低脂肪、低胆固醇食物，含有丰富的维生素长E，长期食用可延缓衰老。

本食品性质平和，各个季节、各个地区、各种体质人群都可食用。

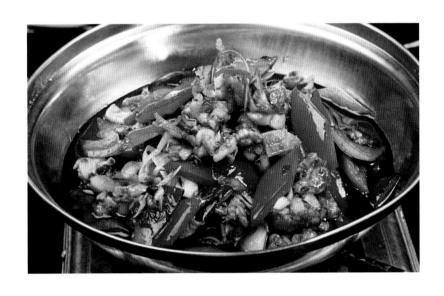

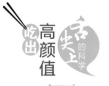
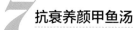

7 抗衰养颜甲鱼汤

食材： 甲鱼50克、乌鸡30克、红枣5克、大葱5克、老姜3克，精盐、胡椒粉适量。

做法： 将甲鱼宰杀后剁成小块，乌鸡洗净斩成小块，分别放入沸水中焯水；

然后放入砂锅中，注入汤，加入料酒和胡椒粉，加入红枣、老姜、葱节小火炖制，待甲鱼软熟，最后加入精盐调味即可。

功效： 抗衰养颜。

甲鱼和乌鸡含有丰富的蛋白质和维生素E，有助于补益气血，养颜抗衰老。

本食品性质偏凉，适用于春夏季节、炎热地区、易于上火的体质人群。

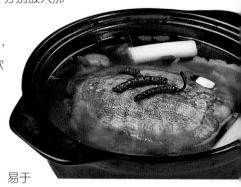

8 松茸豆腐羹

食材： 豆腐50克、咸蛋黄20克、松茸10克、青豆10克、火腿肠5，鲜汤、胡椒粉、精盐、鸡精、水豆粉、食用油脂适量。

做法： 将青豆焯水至断生，松茸用温水泡发，将豆腐切成黄豆大小，火腿肠切成黄豆粒大小，咸蛋黄背茸；

锅内加入食用油脂，加入咸蛋黄炒酥香，加入鲜汤，然后加入豆腐粒和其他的食材、辅料，调味，烧制入味，加入水豆粉勾芡。

功效： 养颜嫩肤。

松茸含有丰富的蛋白质、氨基酸、多种维生素，豆腐中含有丰富的蛋白质和矿物质，长期食用有利于抗衰老。

本食品性质偏凉，适用于春夏季节、炎热地区、易于上火的体质人群。

美发篇

作为黄种人，无论男女，拥有一头黑油油、亮晶晶、茂密、柔软的头发，是东方世界的一道风景画，自己也很自信愉悦。然而头发过早发白、变黄、干枯毛躁、没有光泽、易断脱落、甚至秃顶等现象，也是经常可见的，不仅影响外在的美感，而且会失去往日的自信，甚至还可给人一种邋遢憔悴的感觉。

引起以上变化的原因，从现代研究上讲，头发主要由硬角质纤维蛋白构成，每天都在生长，供给毛发的营养主要来自动物性蛋白质，所以头发的好坏与营养成分的摄入有关。

中医学则认为，发为血之余，由血所养；血由脾所化生、心所运行、肝所调节；而肾藏精，其精气之荣华表现在发。由此可见，一个人头发的好坏，与其脾、心、肝、肾等的功能有着密切的关系，如果这些脏腑的功能正常、血液生成充盈、运行通畅、调节有度、精气上荣，则头发茂密、乌黑、光亮、不会脱落；相反，就会发黄、发白、干枯、分叉易断、甚至秃发等。

因此，美发的关键应从养血，行血，调理脾、心、肝、肾着手。

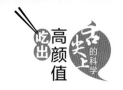

一　润发

　　浓密、光泽、柔润的头发，会给人们的美貌、俊俏增色不少；而发质不好，干枯萎黄，没有光泽，如同枯草一般，给人烦恼太多。

　　导致这种现象常见的原因有：

　　（1）经常性烫发、染发、频率过高，导致发质受损严重。如不及时加以护理，就会出干枯发黄，毛躁分叉甚至断发的现象。

　　（2）洗头过勤或常常使用碱性的肥皂或洗发液洗头，尤其使用过多祛油脂的洗发剂，可以使具有保护性的油脂被清除。同时，碱性洗发剂对头发上皮组织细胞有较强的刺激，长期使用会导致头发变黄。

　　（3）长期营养不良，尤其蛋白质的摄入不够，使得构成头发主要的成分胱氨酸及半胱氨酸的来源缺乏，头发就会变黄、干枯、甚至折断脱落。

　　（4）长期吃精白米、精白面或摄入脂肪过多，使得体内产生乳酸或碳酸，酸性物质过多，头发也会慢慢变黄。

　　（5）与某些微量元素缺乏有关，如缺铁会导致体内黑色素减少、乌黑头发的基本物质缺乏；缺铜会使络氨酸酶的功能减低而影响黑色素的代谢；锌缺乏则影响细胞的发育和生长等等，都会使头发变黄。

　　（6）当人体患某种疾病时，如系统性硬皮病、系统性红斑性狼疮、病情轻时头发会变黄，病情严重时还会脱发。

　　（7）严重程度的情绪失调，尤其是抑郁、焦虑、悲伤情绪；长期加班熬夜、无法保证充足的睡眠等等，都会导致身体新陈代谢的紊乱，影响到发质的受损而变黄。

从中医学角度而言，情志失调、劳倦过度、饥饱不均，或辛燥过度等，都会使肝气不疏、脾胃受伤、肾气受损、心血暗耗，从而导致气血不足或瘀滞不畅、不能上升滋养头发而变得萎黄、干枯。

润发保养的要点

烫发染发的频率不要过高。每次染发烫发后最好给头发做做发膜，以及时供给发丝充足的营养，以减轻因药水或高温给头发带来的伤害。

洗发最好使用中性或弱碱性的洗发液，以减少对头发具有保护性的油脂，被过多的清除。

饮食结构要合理，不要择食、挑食，各种食物要科学搭配，更不要暴饮暴食或经常饥饿、也不要过食辛燥煎炸烧烤或经常饮酒过度。

昼夜按时起居、工作休息张弛有度，保证充足高效的睡眠。

如果患有其他疾病，应给予及时、有效的治疗。

按摩头皮是简单而有效的护理保养方式。此处介绍两种按摩保养的手法：

（1）双手五指自然分开，使用手指指腹，从头部发际上的头维、临泣、神庭等穴位往后按摩，沿着督脉与膀胱经的经络至后颈部的风池、风府等穴位，适当用力，反复进行几遍。

（2）最简单的方法就是用牛骨梳子由前额一直梳到后脑

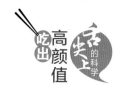

勺，满头梳均匀，用力适当，直到头皮发热、发麻为最好。

古人认为，梳头百遍，就能拥有一头飘逸的秀发。

以上方法，有利于按摩头部，促进头部毛细血管内血液循环，便于供给头发充足的营养。使头发变得乌黑光润，同时还可以牢固发根，防止脱发。

<table>
<tr><td>润发常用的
食材</td><td>» 鸡蛋、动物内脏、乌鸡、鸽子蛋、鸽子、鱼肉、鲍鱼、海鱼、精瘦肉、螺肉、牡蛎、海虾；
» 大蒜、白菜、茄子、紫椰菜、西红柿、紫苋菜、蘑菇、红辣椒、菠菜、青笋、青椒、彩椒、海带、紫菜、紫甘蓝、菠菜、芥菜、西兰花、洋葱、韭菜、大葱；
» 粗粮、大豆、燕麦、黑豆、核桃、花生、芝麻、腰果、杏仁、板栗；
» 柿子、西瓜、木瓜、葡萄、蓝莓、番石榴、猕猴桃、橙子、芒果、樱桃、蓝莓、红枣、桂圆；
» 红糖。</td></tr>
</table>

润发常用的食方

1 木耳肉片

食材： 里脊肉50克、木耳5克、青笋20克、老姜5克、大蒜5克、大葱5克，泡辣椒、胡椒粉、精盐、料酒、味精、酱油、水豆粉、食用油脂适量。

做法： 里脊肉和青笋切成片，老姜和大蒜切成指甲片，大葱和泡辣椒切成马耳朵形；将肉片用精盐、料酒码味，然后用水淀粉上浆；

锅内烧油，中油温炒肉片散籽发白时加入姜蒜片和大葱、泡辣椒炒香，加入木耳和青笋片炒断生，加入精盐、酱油、胡椒粉、味精调味，然后烹入芡汁收汁亮油即可出锅装盘。

功效：生血润发。

肉片中含有丰富蛋白质和矿物质，瘦肉和木耳中铁含量高，对润发和黑发有一定帮助。

本食品性质平和，各个季节、各个地区、各种体质人群都可食用。

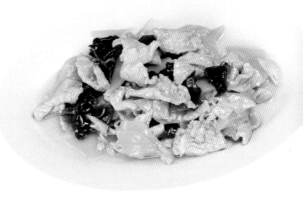

2 肝腰合炒

食材： 猪腰20克、猪肝20克、青笋30克、木耳5克、老姜5克、大蒜5克，大葱5克，泡辣椒、胡椒粉、精盐、料酒、味精、酱油、水豆粉、食用油脂适量。

做法： 猪腰去腰臊后切成眉毛花刀，猪肝切成薄片，用精盐、料酒码味，水豆粉上浆；青笋切成片，老姜和大蒜切成指甲片，大葱和泡辣椒切成马耳朵形；

锅内烧油，中油温炒肝腰片散籽发白时加入姜蒜片和大葱、泡辣椒炒香，加入木耳和青笋片炒断生，加入精盐、酱油、胡椒粉、味精调味，然后烹入芡汁收汁亮油即可出锅装盘。

功效： 补肾益气，生血润发。

猪腰含有蛋白质、脂肪、碳水化合物、钙、磷、铁和维生素等，有健肾补腰、和肾理气的作用；猪肝含有丰富的维生素A、D和铁，有补肝、明目、养血益气的功效。

本食品性质平和，各个季节、各个地区、各种体质人群都可食用。

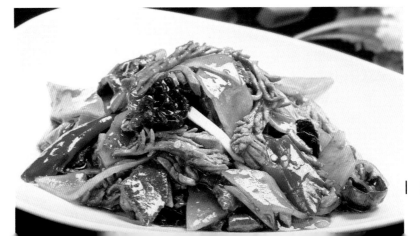

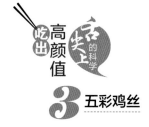

3 五彩鸡丝

食材： 鸡脯30克、青椒20克、红椒20克、鸡蛋20克，胡椒粉、精盐、料酒、味精、水豆粉、食用油脂适量。

做法： 鸡脯、青椒和红椒切成丝；将鸡丝用精盐、料酒码味，然后用蛋清淀粉上浆；锅内烧油，温油将鸡丝滑炒散籽，加入青椒和红椒丝炒断生，加入精盐、胡椒粉、味精调味，然后烹入芡汁收汁亮油即可出锅装盘。

功效： 补血益气，养颜美发。

鸡肉含有丰富蛋白质和矿物质，有温中益气，补精添髓的效果；

青椒和红椒中含有丰富的维生素C、胡萝卜素和铁，能提供头发充足的营养。

本食品性质偏温，秋冬季节、寒冷地区、易于受寒的体质人群更宜食用。

4 麻酱凤尾

食材： 青笋尖200克，精盐、白芝麻酱、白糖、味精、酱油、鲜汤、香油适量。

做法： 将青笋尖洗净，切成节后装盘；调味碗中加入精盐、酱油、白糖、味精和芝麻酱，加入适量鲜汤调散，然后滴入香油，搅匀之后淋在青笋尖上。

功效： 补肝益肾，养血润发。

芝麻具有滋养肝肾、养血润燥的作用，特别适合因肝肾不足所致的脱发、须发早白、皮肤干燥、大便秘结的人群食用；同时芝麻酱含有丰富硒、钙、铁和亚油酸，对润发有一定的帮助。

本食品性质偏凉，多用于春夏季节、炎热地区、易于上火的体质人群。

5 香菇干贝粥

食材： 大米20克、香菇10克、核桃仁5克、干贝3克、小白菜50克，精盐适量。

做法： 核桃仁、香菇和干贝切成小颗粒，小白菜切成末；
锅内加入清水和大米、核桃仁，旺火烧沸后加入香菇粒和干贝
粒，改为小火熬制米粥；待粥浓稠时，加入小白菜
末熬制5分钟，加入精盐调味即可。

功效： 补肾养血，润发护发。
核桃仁、香菇和干贝含有丰富蛋白质
和矿物质，都是护发润发的好食材，
长期食用对润发和黑发有一定帮助。
本食品性质平和，各个季节、各个地
区、各种体质人群都可食用。

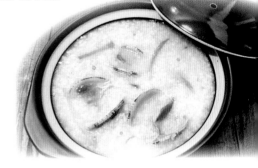

6 紫菜蛋花汤

食材： 紫菜3克、鸡蛋20克，姜米、葱花、胡椒粉、精盐、味精、食用油脂适量。

做法： 紫菜用清水洗净，放入加有清汤的锅中煮沸，加入姜米和胡椒粉；
将鸡蛋打散，倒入紫菜汤中，快速搅散成蛋花状，加入精盐、味精、食用油
脂调味，撒入葱花。

功效： 滋阴润燥，生血养发。
紫菜中胡萝卜素、铁和碘含
量高，对毛发有一定滋润和营
养效果；鸡蛋含有丰富蛋白
质、维生素、卵磷脂及铁等
营养物质。长期食用本品有
利于滋阴润燥，生血养发。
本食品性质平和，各个季
节、各个地区、各种体质人群
都可食用。

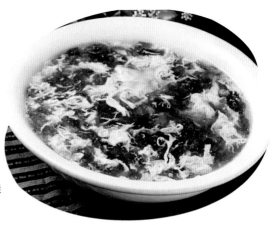

7 美发土鸡汤

食材： 土鸡50克、桂圆肉10克、核桃仁10克、大枣10克，老姜、胡椒粉、精盐、味精适量。

做法： 土鸡斩成小块，放入沸水中焯去血污；然后放入砂锅中，掺入清水，小火慢慢炖煮；待鸡肉烂熟，加入桂圆肉、核桃仁、大枣、老姜，再炖10分钟，最后加入精盐、胡椒粉、味精调味。

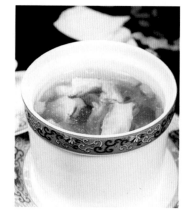

功效： 益气补血，润发乌发。

乌鸡、大枣能够益气补血，桂圆、核桃能够乌发养颜，共同使用可以起到改善发质的效果，从而使头发乌黑发亮。

本食品性质偏温，秋冬季节、寒冷地区、易于受寒的体质人群更宜食用。

8 清蒸鳜鱼

食材： 鳜鱼100克，老姜、大葱、精盐、料酒、蒸鱼豉油、食用油脂适量。

做法： 鳜鱼斩杀，大葱白切成丝，用精盐、料酒、老姜、大葱码味15分钟；然后拣出老姜、大葱，淋入蒸鱼豉油，将其放入蒸笼中蒸8～10分钟即可出笼；然后锅中烧热油，淋在蒸好的鱼表面，撒入大葱丝盖面即可。

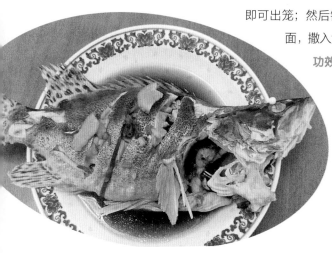

功效： 补气润发。

鳜鱼具有补气血、益脾胃的滋补功效；

含有丰富蛋白质、维生素和矿物质，对润发和黑发有一定帮助。

本食品性质偏温，秋冬季节、寒冷地区、易于受寒的体质人群更宜食用。

9 红烧豆腐

食材： 豆腐100克，姜米、蒜米、豆瓣、胡椒粉、精盐、味精、酱油、水豆粉、食用油脂适量。

做法： 豆腐切成小块，放入加有少量精盐的沸水中焯水，然后捞出；锅内烧油，中油温炒豆瓣，待油脂红亮，加入姜蒜米炒香，加入鲜汤，加入精盐、酱油、胡椒粉、味精调味；然后小火烧制入味，勾入芡汁浓汁亮油。

功效： 清热润燥，养颜生发。

豆腐为补益清热的养生食品，常食可补中益气，清热润燥，生津止渴，清洁肠胃。豆腐含有丰富蛋白质和钙、铁，可给毛发提供丰富的营养。

本食品性质偏凉，多用于春夏季节、炎热地区、易于上火的体质人群。

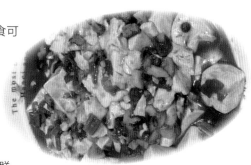

10 蒜茸红苋菜

食材： 红苋菜100克，蒜茸、精盐、味精、食用油脂适量。

做法： 将红苋菜整理后淘洗干净；锅内烧油，高油温加入苋菜炒断生，加入蒜茸炒香，最后加入精盐、味精调味。

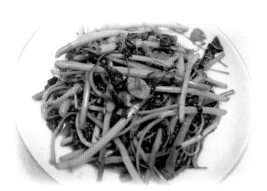

功效： 生血养发。

苋菜有清热利湿，凉血止血的作用。

红苋菜中铁含量高，大蒜中含硒高，都有利于养发润发。

本食品性质偏凉，多用于春夏季节、炎热地区、易于上火的体质人群。

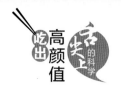

 乌发

人到老年，头发由两鬓逐渐变白，最后满头银发，这是自然规律的衰老表现。如果刚到中年、甚至年轻人头上就出现了白发，则给人以未老先衰之感，当然也给本人带来很大的困惑和苦恼。

导致过早发白的原因有：

（1）先天遗传基因因素：由于人在胚胎时期要受父母先天之精的影响，所以父母发白过早的，其子女一般都会过早发白。

（2）生活方式、饮食习惯因素：过度的疲劳，过度的精神紧张，过度的淫乐，不良的饮食习惯如喜食肥甘厚味之品、酗酒、吸烟、吸毒等不良嗜好，都会使肾、肝、脾的功能以及气血的盈虚通滞受到影响而发生疾病，头发早白。

（3）自然环境因素：人类生存在自然环境中，自然环境对人类的健康长寿起着决定性的作用。如果空气、水源和食物被有害物质污染，不仅会使人体发生多种疾病，也可出现过早发白。

（4）疾病因素：因为疾病，不仅打破了人体阴阳相对平衡的局面，也会使气血虚衰不足或运行障碍，进而使头发失去应有的滋养而早白。

乌发保养的要点

按时起居、合理休息、不要过度操劳，不仅能养精蓄锐，以保证明日工作有充沛的精力，更不会因过度疲劳，而使正气受损，有如今天所说的免疫力下降，而影响健康，甚至发生多种疾病。

饮食要有规律，要改变过度节食或暴饮暴食的不良习惯，也不可过量饮酒和过食肥甘厚味之品，做到合理的膳食结构，并戒除不良嗜好，以保证气血津液来源的充盈。

保持良好的心态，清心寡欲，乐观愉快，怡然自得，以保证气血运行的畅旺。

根据中医学养生的要求，内在的精神活动必须与外在的环境相适应，如精神情绪在春三月要舒畅，夏三月要活泼，秋三月要收敛，冬三月要宁静，以与春主升发、夏主盛旺、秋主沉降、冬主封藏相符合，才不易生病。

坚持长期做有氧运动，可以提高血红蛋白的数量，从而提高机体抗病能力，起到抗衰老、延衰老的作用。比如骑自行车、慢跑、快走、滑冰、游泳、步行、跳健身舞、打太极拳、跳绳等等都是值得推荐的有氧运动。

前面所介绍的头皮按摩、干梳头的方法，对于避免过早发白，也有很好的效果。

[**乌发常用的食材**]

» 紫米、黑豆、赤豆、青豆、红菱、黑芝麻、核桃；
» 胡萝卜、菠菜、紫萝卜头、紫色包心菜、香菇、黑木耳；
» 乌骨鸡、牛羊猪肝、甲鱼、深色肉质鱼类、海参、蛋类；
» 大枣、黑枣、柿子、桑葚、紫葡萄。

[**乌发常用的食方**]

1 红豆西芹

食材：腰果10克、红腰豆10克、西芹20克、甜椒5克，精盐、味精、食用油脂适量。

做法：西芹和甜椒切成菱形，放入沸水中焯水断生后捞出备用；

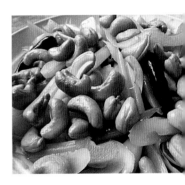

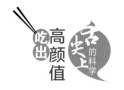

红腰豆煮软熟，腰果在烤箱中烤熟；

锅内加入适量食用油脂，加入腰果、红腰豆、西芹、甜椒一起翻炒，加入精盐味精调味即成。

功效： 养血补肾，养发乌发。

腰果、红腰豆中含有丰富维生素和矿物质，有利于增强人体免疫力和抗衰老力，促进毛发的生长。

本食品性质偏凉，多用于春夏季节、炎热地区、易于上火的体质人群。

2 土豆烧甲鱼

食材： 甲鱼100克、土豆100克，老姜、大蒜、大葱、胡椒粉、精盐、料酒、味精、酱油、水淀粉、食用油脂适量。

做法： 甲鱼斩杀后斩成小块，用精盐、料酒、姜、大葱码味10分钟；老姜和大蒜分别剁成姜米和蒜米，土豆切成菱形块；

土豆入油锅中炸制一下捞出，甲鱼入油锅中炸制一下捞出；

炒锅中炒豆瓣至油红亮，加入姜蒜米炒香，然后掺入鲜汤，调味，加入甲鱼和土豆一起烧制，待甲鱼软熟，勾入水淀粉，浓汁亮油。

功效： 滋阴补肾，润发乌发。

甲鱼含有丰富蛋白质和维生素，有利于黑色素的生成，对乌发有一定效果。

本食品性质偏凉，多用于春夏季节、炎热地区、易于上火的体质人群。

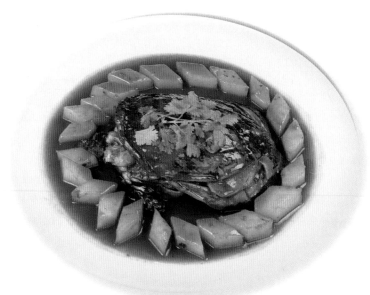

3 干烧海参

食材：海参50克、碎米芽菜10克、肉末20克，姜米、蒜米、泡辣椒、胡椒粉、精盐、味精、酱油、食用油脂、香油适量。

做法：将水发好的海参切成片，放入鲜汤中煨至入味；

锅内烧油，炒肉末，然后加入芽菜、姜米、蒜米、泡辣椒段和葱段炒香，掺入鲜汤，放入海参，小火烧制；

加入胡椒粉待油脂红亮，加入姜蒜米炒香，加入鲜汤，加入精盐、酱油、胡椒粉、味精调味，待汤汁自然收干，滴入香油。

功效：补肾益精，润发乌发。

海参含有丰富的磷、锌、锰、硒、镍等矿物质，同时精氨酸含量高，经常食用有补肾益精的作用。

本食品性质偏凉，多用于春夏季节、炎热地区、易于上火的体质人群。

4 卤鸭肝

食材：鸭肝50克，卤水适量。

做法：将鸭肝放入沸水中焯水，然后捞出；然后放入卤水中卤制成熟。食用时切成薄片即可。

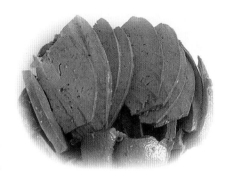

功效：补血润发。

鸭肝含有铁和维生素A，经常食用对头发有一定的滋养效果，防止白发或发质干燥。

本食品性质偏凉，多用于春夏季节、炎热地区、易于上火的体质人群。

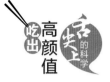
5 养颜美发茶

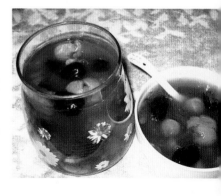

食材：红枣肉5克、桂圆肉5克，鲜开水300毫升。

做法：将红枣、桂圆直接用鲜开水泡发即可饮用。

功效：生血养发。

红枣、桂圆都是有利毛发生长的滋养食材，经常饮用可延缓衰老，养颜乌发。

本食品性质偏温，多用于秋冬季节、寒冷地区、易于受凉的体质人群。

6 乌发鱼头汤

食材：花鲢头100克、大枣5克，老姜、大葱、胡椒粉、精盐、料酒、味精、食用油脂适量。

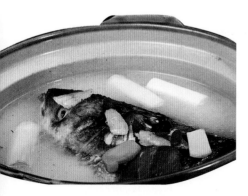

做法：将花鲢头用精盐、料酒、老姜、大葱码味15分钟；然后放入锅中煎至两面黄。砂锅中注入水，加入花鲢头、大枣、老姜、大葱小火熬制，待汤汁成乳白色；加入精盐、胡椒粉、味精调味。

功效：美发乌发。

鱼头营养丰富，再配以大枣，是一道很好的护发乌发汤菜。

本食品性质偏温，秋冬季节、寒冷地区、易于受寒的体质人群更宜食用。

7 乌发串香兔

食材：兔肉100克、青椒50克、红椒50克、黑芝麻3克，姜片、蒜片、葱丁、豆瓣、精盐、料酒、味精、酱油、食用油脂、香油适量。

做法：兔肉切成丁，青椒、红椒切成菱形块；兔肉码味后用牙签串好，然后放入油锅中炸至金黄色捞出；

锅内烧油，中油温炒豆瓣，加入炸好的兔肉、青椒、红椒和姜蒜片、葱丁一起煸炒，待青红椒断生，加入精盐、酱油、味精调味，然后撒入黑芝麻，滴入香油即可出锅装盘。

功效： 补中益气，润发养颜。

兔肉中含有丰富蛋白质和维生素A和维生素B族，黑芝麻中含有丰富的铁，对润发和黑发有一定帮助。

本食品性质平和，各个季节、各个地区、各种体质人群都可食用。

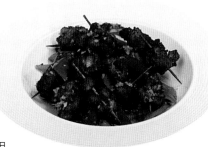

8 桃仁拌木耳

食材： 核桃仁10克、干木耳2克，小米辣、韭菜、精盐、白糖、味精、酱油、香油适量。

做法： 核桃仁开水浸泡后去皮，木耳泡发好后洗净、煮熟；小米辣切细，韭菜切细、开水中焯熟；

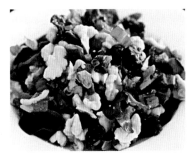

加入精盐、酱油、白糖、味精、香油调味即可。

功效： 养颜美发。

桃仁含有丰富必需的脂肪酸，木耳中铁含量高，对治疗白发有一定效果。

本食品性质偏温，秋冬季节、寒冷地区、易于受寒的体质人群更宜食用。

9 乌发豆浆

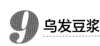

食材： 黄豆、核桃仁、花生、黑米、黑豆、黑芝麻各5克。

做法： 将黄豆、核桃仁、花生、黑豆用清水泡发，然后与黑米、黑芝麻一起装入豆浆

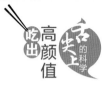

机里打汁，烧开后加入白糖，即成美味的豆浆。

功效：养颜乌发。

黄豆、桃仁、花生、黑米、黑豆、黑芝麻含有丰富
蛋白质和矿物质铁、硒等，长期食用对早年白发有
一定食疗效果。

本食品性质偏温，秋冬季节、寒冷地区、易于受寒
的体质人群更宜食用。

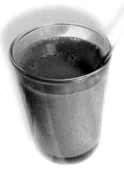

10 水果拼盘

食材：蓝莓50克、草莓50克、车厘子50克、脐
橙50克、葡萄50克。

做法：将蓝莓、草莓、车厘子、脐橙、葡萄分
别洗净；
照图片将脐橙切成瓣，然后拼摆成什锦
果盘。

功效：养颜美发。

此果盘中水果都含有丰富的维生素C、花
青素和矿物质，对头发色泽的保健有益。

本食品性质平和，各个季节、各个地
区、各种体质人群都可食用。

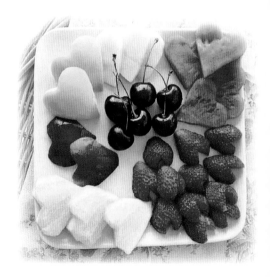

 三　生发

由于人们生活节奏变快，工作压力越来越大，再加之现代
食品污染越来越严重，导致很大一部分人群头皮出现毛病，而
一旦头皮出现问题，轻者头发就出现枯槁、分叉、变色，失去
往日的光彩，严重者出现头发脱落，最后出现秃顶，一下子变
得沧桑不已。

从表现上讲，一般又分圆形脱发与散在脱发。圆形脱发，

多是突然发生，一夜之间出现，部位局限，一块或多块、甚至满头，大多呈圆形形状，称之为"斑秃"，又俗称"鬼剃头"。散在脱发，发生较慢，部位不局限，在梳发、洗头时可见水中、梳子上很多头发。

从发生上讲，脱发一般分为暂时性脱发与永久性脱发两种情况。暂时性脱发通常是由于头皮中的微血管没得到足够多的养分导致毛囊萎缩，头发掉落；但头皮毛囊组织没有受到根本性破坏，一旦经过精心的饮食调理，供给其足够的营养，毛囊又开始活跃起来，脱发现象就会消失，并且长出新的头发出来。永久性脱发是指毛囊等组织受到严重破坏，永远不能长出新的头发出来。

当今医学又分为脂溢性脱发、老年性脱发、化疗性脱发等类型，其中以斑秃和脂溢性脱发的发病率最高。

斑秃

当今医学证实，斑秃与遗传基因、精神状态、内分泌等有关，其中精神压力是一个重要因素。很多人精神压力长期过大，情绪长期的忧虑不安或者心烦意乱，很容易导致斑秃。秃顶的人群多在搞科研、高管层的领导，因其用脑过度，以及长期在"烟酒"的熏陶下，生活没有规律的人群，也容易发生斑秃。

从中医学的角度来讲，血虚燥热或血瘀毛窍是造成斑秃的主要原因，这是因为血虚本身不能滋养头部；而燥热煎熬，一则会使血虚更甚，二则阻碍气血运行，使营养物质不能及时运送到头皮的血脉，时间久了造成掉发。而长期血瘀毛窍，气血运行肯定不畅，也会使头皮不能及时得到充足的营养，所以就局部掉发。

此外，肾精不足或者气血不足也可造成。

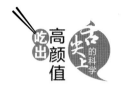

首先应用开朗乐观的态度对待生活与工作，抛开一切消极因素和思想，平时多与正能量的朋友交流，把生活和工作中的压力化为动力。同时养成每天运动的好习惯，这些都有利于头发的生长。

其次是尽量避免长期食用高油高糖的食品，避免辛辣刺激的食物。

第三就是避免不当的洗头方式，洗头不能太过于频繁，不使用品质不好的洗发水，洗发时不要用指甲用力抓揉头皮，以免抓破头皮。

最后要避免经常使用吹风的热风吹发，因为电吹风吹出的热风温度高，很容易破坏发质，损伤头皮。

脂溢性脱发

脂溢性脱发又称雄性激素性脱发，是由于头皮分泌过多的油脂所引起的一种脱发现象，主要发生在男性青壮年人群中。脂溢性脱发的症状为：头皮油脂分泌过多，头皮屑增加，头皮油腻瘙痒，前额与头顶部头发稀疏并渐渐脱落。由于脂溢性脱发是因为头皮分泌皮脂过多引起的，因此头皮很容易被细菌感染，从而加重脱发的面积，如果开始不引起重视，治疗不及时，很容易造成整个头顶掉发，形成秃顶。

脂溢性脱发与遗传基因也有关系，同时与雄性激素的分泌失调、精神压力等有密切的关系。据研究证明，大多数脂溢性脱发的患者一般体内雄性激素偏高，刺激皮脂腺分泌过多的油脂，从而油脂阻塞毛孔，阻碍血液的正常的运行，从而导致毛囊得不到营养的供应而逐渐萎缩，导致掉发。

此外很多中青年朋友喜好油腻的食品，造成体内油脂摄入量过剩，脂肪不能正常代谢，堆积在体内，不能正常排出体外，就随着血液循环输送到头皮处，造成头皮油脂分泌过多，从而形成脂溢性脱发。

从中医学的角度分析，脂溢性脱发多由湿热和血热偏盛两种情况造成。长期嗜食肥甘厚味，造成湿热或血热内生，湿困气血、瘀阻血脉，热则煎熬气血而不足，从而发生脱发。

消除脂溢性
脱发的保养
要点

首先要经常洗发，保持头皮清洁卫生，避免细菌的滋生感染，同时经常按摩头皮或者用梳子梳理头发，促进头皮的血液循环。

其次要注意膳食合理，尽量避免辛辣、油腻的食品，多食蔬菜和水果。

第三要多饮用水，可以适当饮用淡茶。

最后，要保持乐观积极向上的态度，每天做适量的运动。

生发常用的
食材

» 鳝鱼、海参、虾、羊肉、鲍鱼、鲳鱼、牛肉、蛋类、牛奶；
» 番茄、胡萝卜、紫甘蓝、紫薯；
» 橘、苹果、芒果、脐橙、紫葡萄；
» 大豆、赤豆、绿豆、豆腐；
» 麦芽、黑木耳、芝麻以及南瓜子。

生发常用的
食方

1 虾仁砂锅煲

食材：虾仁20克、粉丝50克，精盐、味精、酱油、食用油脂
适量。

做法：将基围虾去头留尾，码味后焯水备用；粉丝泡软；
锅内烧油，加入虾仁和粉丝炒制，加入精盐、酱油、味
精调味，然后出锅装入砂锅中。

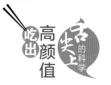
功效：益气滋阳，生发润发。

虾仁富含蛋白质，经胃肠的消化吸收，可形成各种氨基酸，进入血液后，由头发根部的毛乳头吸收并合成角蛋白，有利于毛发的生成。

本食品性质偏温，秋冬季节、寒冷地区、易于受寒的体质人群更宜食用。

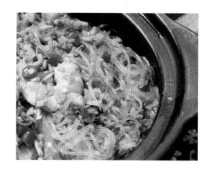

2 鲍鱼菇炖鸡

食材：鲍鱼菇100克、土鸡50克、大枣5克，姜片、大葱、胡椒粉、精盐、味精适量。

做法：土鸡斩成小块，放入沸水中焯水捞出，鲍鱼菇切成片；

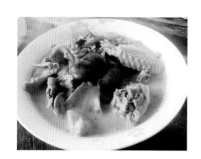

将土鸡块放入砂锅中炖煮，然后放入鲍鱼菇、姜片、葱段、大枣小火炖制；待土鸡肉软熟，加入精盐、胡椒粉、味精调味。

功效：养血生发。

鲍鱼菇、鸡肉含有丰富的营养物质，大枣有养血生发的功效。

本食品性质平和，各个季节、各个地区、各种体质人群都可食用。

3 干煸牛肉丝

食材：精牛肉30克、蒜苗20克、芹菜30克，姜丝、蒜丝、豆瓣、精盐、白糖、料酒、味精、酱油、食用油脂适量。

做法：将牛肉切成丝，芹菜和蒜苗切成节；锅内烧油，中油温小火煸炒牛肉丝，待牛肉丝干香，加入豆瓣、姜蒜

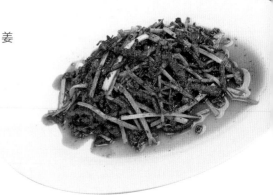

丝炒香；加入芹菜和蒜苗炒断生，加入料酒、精盐、酱油、白糖、味精调味。

功效： 补中益气，生发养发。

牛肉中含有丰富蛋白质，营养丰富，供给毛发养分，对生发、养发有一定帮助。

本食品性质偏温，秋冬季节、寒冷地区、易于受寒的体质人群更宜食用。

4 蟹黄豆花

食材： 白玉豆腐50g、盐蛋黄一个，精盐、
味精、水豆粉、食用油脂适量。

做法： 将白玉豆腐切成小丁，咸蛋煮熟后，
取其蛋黄，用刀背制茸；

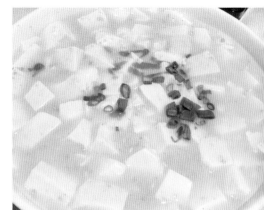

锅内烧油，中油温小火炒咸蛋黄，然
后加入鲜汤和豆腐，小火烧制；

加入精盐、胡椒粉、味精调味，最后
勾芡即可出锅装碗。

功效： 生头发、抗衰老。

豆腐中含有丰富蛋白质，蛋黄中含有
丰富的维生素A等，对生发有一定食疗效果。

本食品性质平和，各个季节、各个地区、各种体质人群都可食用。

5 番茄牛肉汤

食材： 牛肉50克、番茄100克，老姜、葱段、胡椒粉、精盐、料酒、八角、味精、
食用油脂适量。

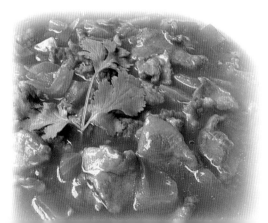

做法： 牛肉切成小块，番茄切
成块；牛肉码味后焯
水，然后放入砂锅中，
注入清水，加入老姜、
葱段、胡椒粉、料酒、
八角小火炖制；

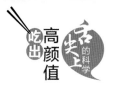

待牛肉软熟后，加入番茄块炖制成熟，最后加入精盐、味精调味。

功效： 补气益中，美发养颜。

牛肉中含有丰富蛋白质和维生素等，番茄含有丰富维生素C和铁，经常食用本品对生发养发有一定帮助。

本食品寒温共用、性质平和，各个季节、各个地区、各种体质人群都可食用。

6 鲜熘虾仁

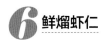

食材： 虾仁50克、鸡蛋20克、青椒20克、红椒20克、嫩玉米粒20克，胡椒粉、精盐、料酒、味精、水豆粉、食用油脂适量。

做法： 青椒和红椒分别切成菱形块，将青椒、红椒和嫩玉米粒分别放入沸水中焯水后捞出；

虾仁码味后，然后裹上蛋清豆粉浆；

锅内烧油，中油温炒虾仁，散籽发白时加入青红椒和玉米粒，加入精盐、胡椒粉、味精调味，最后烹入芡汁收汁亮油即可出锅装盘。

功效： 补肾壮阳，美容养发。

虾仁中含有丰富蛋白质和矿物质，青红椒和玉米中含有丰富维生素和矿物质，对润发生发有一定帮助。

本食品性质偏温，秋冬季节、寒冷地区、易于受寒的体质人群更宜食用。

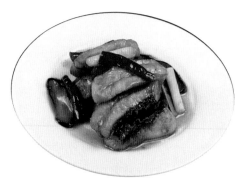

7 葱酥鱼

食材： 草鱼100克、水发香菇20克，姜片、葱段、糖色水、泡辣椒、胡椒粉、精盐、醪糟汁、味精、酱油、食用油脂适量。

做法： 草鱼取净肉，切成条码味后入油锅中炸至棕红色捞出；香菇切片；

锅内烧油，中油温将姜片、葱段、泡辣椒炒香，加入鲜汤，加入鱼条、香菇片；加入精盐、酱油、胡椒粉、味精、醪糟汁、糖色调色调味，小火慢慢收制，待汤汁收干，最后滴入香油。

功效：养颜美发。

鱼肉和香菇含有丰富蛋白质，营养丰富，常吃本品对生发润发有一定食疗效果。

本食品性质偏温，秋冬季节、寒冷地区、易于受寒的体质人群更宜食用。

8 炝炒苕尖

食材：红苕尖200克，干辣椒节、花椒粒、精盐、白糖、味精、食用油脂适量。

做法：红苕尖淘洗干净；

锅内烧油，炝炒干辣椒和花椒至香，苕尖炒断生，加入精盐、白糖、味精调味。

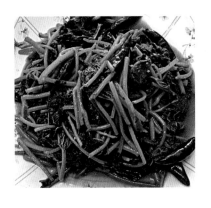

功效：淡斑养发。

苕尖含有丰富维生素C，对生发护发有一定帮助。

本食品性质偏温，秋冬季节、寒冷地区、易于受寒的体质人群更宜食用。

9 辣子鸡丁

食材：鸡腿50克、青笋100克，姜片、蒜片、葱丁、泡辣椒末、胡椒粉、精盐、料酒、味精、酱油、水豆粉、食用油脂适量。

做法：将鸡腿去骨，切成丁，然后码味上浆，青笋切成小丁；

锅内烧油，中油温炒鸡丁散籽发白时加入泡辣椒末炒香上色，加入姜蒜片和葱丁炒香，加入青笋丁炒断生；加入精盐、酱油、胡椒粉、味精调味，然后

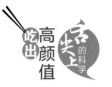

烹入芡汁收汁亮油即可出锅装盘。

功效：温中补气。

鸡肉中含有丰富蛋白质和维生
素，青笋含有丰富的维生素C，
对生发护发有一定食疗效果。

本食品性质平和，各个季节、各
个地区、各种体质人群都可食用。

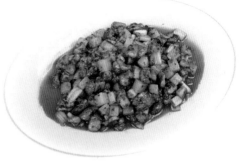

10 蛤蜊蒸蛋

食材：蛤蜊肉50克、鸡蛋50克，精盐、料酒、味精、酱油、水豆粉、橄榄油适量。

做法：蛤蜊洗净后码味，然后入沸水中焯水；鸡蛋液搅散，加入精盐、胡椒粉调
味，加入适量水豆粉，搅打均匀；

然后入蒸笼中蒸至蛋液快凝固时，嵌入蛤蜊，继续蒸制成熟，最后淋入酱油
即可食用。

功效：滋阴生津，润发养发。

蛤蜊和鸡蛋含有丰富的蛋白质，同时蛤蜊含锌、碘高，经常食用对秃发、脱
发有一定疗效。

本食品性质偏凉，多用春夏季节、炎热地区、易于上火的体质人群。

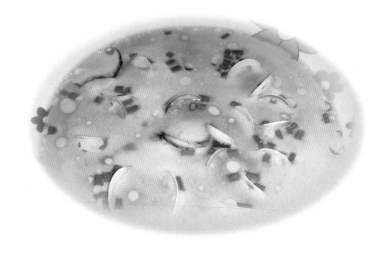

塑形篇

形体的美，虽然不同年龄阶段的人群有着不同的追求，更有着不同的审美方式和观念，但不论怎样，都会追求肤色白皙红润、弹性有光泽的完美效果。

每一个人都不可能有完美的身材，完美的身材也不完全是与生俱来的，与后天的气质培养，包括行走坐立姿势，有目的的健美锻炼等有关。

很多人想要完美的身体曲线，采用节食、饥饿等手段来实现，其结果得不偿失。其实妩媚的身材不需要节食减肥，只要采用科学的食疗方式，就可以吃出窈窕的身材和健康的体魄。

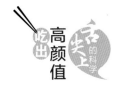

 瘦身

在现实生活中，体重超标，体形肥胖的人越来越多，这给本人的心理上所造成的烦恼与生活上所带的不便，姑且不谈；由于肥胖所导致的诸多疾病，如脂肪肝、高血脂、冠心病、高血压等，临床上更不少见。因此，必须给予高度的重视。

就引起肥胖的原因而言，多与下列因素有关：

（1）与"先天禀赋"有关，父母肥胖的，子女发生肥胖的可能性大。

（2）过食膏粱厚味、肥甘滋腻的食品，以致痰湿内生，积聚不去，而成肥胖。

（3）常年肝气不舒，或久坐久卧、缺少运动，气机不畅，水湿敷布障碍，也可使痰浊水湿内聚而形成肥胖。

综上可见，中医学认为导致肥胖的直接原因，主要是痰浊水湿积聚所致；而脾主运化与转输水湿与津液，肝主疏泄、调畅气机，二者功能失调，最易造成气机不利、水湿代谢障碍，而致积聚、形成肥胖。因此，瘦身保养的关键，在于调理脾肝，以防止水湿内聚。

[瘦身保养的
要点]

尽管饮食不是造成肥胖的唯一原因，减肥防胖的办法也不仅仅限于节制饮食一种，但是控制饮食仍然是消除肥胖的基础，也是预防肥胖的前提。要想减肥防胖，就必须改变"发胖"型的饮食习惯。从总体上讲，尽量少吃高糖、高油脂、高热能的食品，从具体上讲，应注意如下几点。

控制总热量的摄入：采用低热量的膳食，总热量可根据性别、劳动等情况控制在4200～8400千焦（1000～2000千卡）。以每周降0.5～1千克体重为宜。通常超重者可按所需热量的80%～90%供给，中度肥胖（超重30%～40%）可按所需热量的70%供给，重度肥胖（超重50%以上）可按所需热量的50%供给。

控制蛋白质的摄入量：在控制热量减肥时，每日应至少每公斤体重供给1克蛋白质，一般可按每公斤体重1.2～1.5克掌握，尤其要供给充分的优质蛋白质，如瘦肉、鱼、虾、脱脂奶、豆制品、禽类等。在减肥膳食中蛋白质热量比应占16%～25%。充足的蛋白质供给可避免出现虚弱、抵抗力下降及体质下降等问题发生，也可增加饱腹感，有利于减肥膳食的坚持。

控制脂肪的摄入量：在减肥膳食中脂肪的热量比以低于30%为宜，烹调用油以不饱和脂肪酸较多的植物油为好，应尽量减少含饱和脂肪酸较多的动物性脂肪的摄入，如肥肉、动物油脂等。

控制碳水化合物的摄入量：碳水化合物消化吸收较快，能刺激胰岛素分泌，促进糖转化为脂肪储存起来，而且耐饥饿性差，易诱发食欲，故应限制碳水化合物摄入，尤其是单糖类中的蔗糖、果糖等在体内转变为脂肪的可能性很大，并能提高甘油三酯水平，更应严格限制。一般认为减肥时应采用低碳水化合物膳食，每日供给量以100～200克为宜，不应少于50克，否则会因体脂肪过度动员，出现酮症酸中毒。

保证膳食中无机盐和维生素的充分供给：维生素和无机盐的主要食物来源是新鲜绿叶蔬菜和水果，新鲜的蔬菜含维生素、无机盐和膳食纤维丰富，高膳食纤维可减少热量摄入并产生饱腹感。有利于减肥膳食的坚持。因此，在膳食中应供应充足。

低盐膳食，饮食清淡：食盐能引起口渴、刺激食欲，并能使水潴留，增加体重。减肥期间食盐每日摄入可保持在1～2

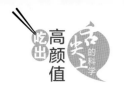

克，体重降至正常后可给盐每日3～5克，有利于排水，使体重下降，且对防治肥胖并发症有利。

注意烹调方法：应以蒸、煮、炖、拌、汆、卤等方法为主，避免油煎、油炸和爆炒等方法，煎炸食物含脂肪较多，不利于饮食治疗。

保持合理的饮食习惯：一日三餐定时定量，控制进食速度，晚餐应少吃，尽量不吃夜宵。

合理起居，按时作息，少睡懒觉；坚持适宜的运动锻炼。

心情舒畅，乐观豁达，以平常之心，待肥胖之身。

<table>
<tr><td>瘦身常用的
食材</td><td>» 草莓、芒果、柚子、椰子、荸荠、菠萝、西瓜、山楂、哈密瓜、橙、白兰瓜、梨、杨桃等。

» 冬瓜、黄瓜、白萝卜、芹菜、苦瓜、豆芽、洋葱、茼蒿、生菜、芥菜、菱角、四季豆、豇豆、蒜苔、青椒、大头菜、土豆、圆白菜、芋头、竹笋、山楂、香菇、蘑菇、猴头菇等。

» 红小豆、豇豆、蚕豆、扁豆、玉米、粟米、糙米、燕麦等。
» 昆布、海藻、紫菜、青蛙肉、白鱼、鲤鱼、青鱼、鲫鱼、鲂鱼、鳕鱼、泥鳅、鲶鱼、蛏肉等。</td></tr>
</table>

瘦身常用的食方

1 豆瓣鲜鱼

食材：鲜鱼100克，姜米、蒜米、葱花、豆瓣、胡椒粉、精盐、白糖、食醋、料酒、味精、酱油、水豆粉、食用油脂适量。

做法：鲜鱼宰杀后清洗干净，用刀将鱼身剞几刀后码味，然后投入高油温油锅中炸制，然后捞出；
锅内烧油，中油温炒豆瓣至酥香，加入姜蒜米炒香，加入鲜汤，加入精盐、酱油、白糖、胡椒粉、味精调味；

将炸好的鱼放入汤中小火烧至断生，然后烹入芡汁浓汁亮油，撒入葱花即可出锅装盘。

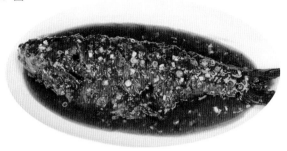

功效：美容健体。

鱼肉中含有丰富蛋白质和矿物质，脂肪含量很少，多由不饱和脂肪酸构成，极易消化，是典型的高蛋白低脂肪食品。

本食品性质平和，各个季节、各个地区、各种体质人群都可食用。

藿香钳鱼

食材：钳鱼100克、藿香10克，姜米、蒜米、豆瓣、胡椒粉、精盐、白糖、料酒、味精、酱油、水豆粉、食用油脂适量。

做法：钳鱼宰杀后清洗干净，用刀将鱼身剖几刀后码味，然后投入高油温油锅中炸制，然后捞出；

锅内烧油，中油温炒豆瓣至酥香，加入姜蒜米炒香，加入鲜汤，加入精盐、酱油、白糖、胡椒粉、味精调味；

将炸好的鱼放入汤中小火烧至断生，加入切细的藿香，然后烹入芡汁浓汁亮

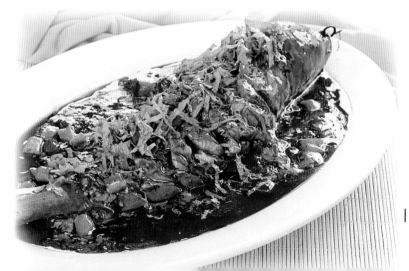

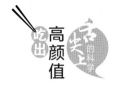
油，即可出锅装盘。

功效：养颜瘦身。

钳鱼属于高蛋白低脂肪食品，有利于减肥瘦身。

本食品性质平和，各个季节、各个地区、各种体质人群都可食用。

3 大蒜烧仔鲶

食材：仔鲶100克、独大蒜50克，姜米、葱花、泡辣椒节、泡仔姜片、豆瓣、胡椒粉、精盐、白糖、食醋、料酒、味精、酱油、水豆粉、食用油脂。

做法：仔鲶宰杀后清洗干净后码味，然后投入高油温油锅中跑油，然后捞出；大蒜入油锅中浸炸后捞出，锅内烧油，中油温炒豆瓣至酥香，加入姜米、炒香，加入鲜汤，加入精盐、酱油、白糖、胡椒粉、味精调味；

将炸好的鱼和大蒜放入汤中小火烧至断生，然后烹入芡汁浓汁亮油，撒入葱花即可出锅装盘。

功效：美容瘦身。

仔鲶鱼脂肪、胆固醇含量很少，是典型的高蛋白低脂肪食品，是减肥瘦身人士理想的营养食品。

本食品性质偏温，秋冬季节、寒冷地区、易于受寒的体质人群更宜食用。

4 凉拌金针菇

食材：金针菇100克、胡萝卜50克、芹菜50克、蒜茸5克，精盐、味精、生抽、香油适量。

做法：将芹菜切成段，放入沸水中焯水至断生；金针菇焯水后捞出；胡萝卜切成丝，然后三者一起加入蒜茸、精盐、味精、生抽、香油拌匀即可。

功效：减肥瘦身。

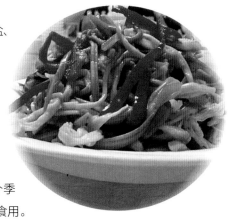

金针菇、胡萝卜、芹菜中含有丰富维生素和膳食纤维，基本不含碳水化合物等能量物质，有利于减肥。

本食品寒温共用、性质平和，各个季节、各个地区、各种体质人群都可食用。

5 面酱青瓜

食材：青瓜100克、面酱10克。

做法：青瓜洗净，切成段，然后直接蘸食面酱即可。

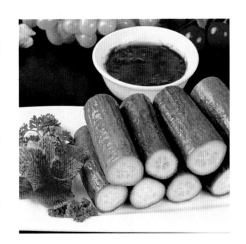

功效：减肥养颜。

青瓜中含有丰富维生素C和矿物质，不含有淀粉、脂肪等热能成分，是理想的减肥瘦身食品。

本食品性质偏凉，多用于春夏季节、炎热地区、易于上火的体质人群。

6 瘦身嫩笋

食材：嫩笋100克、小米辣5克、葱花5克，精盐、白糖、味精、食用油脂适量。

做法：嫩笋切成丝，小米辣切成粒；

锅内烧油，加入笋丝炒断生，加入精盐、小米辣、葱花、精盐、白糖、味精调味，即可出锅装盘。

功效：减肥瘦身。

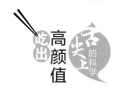

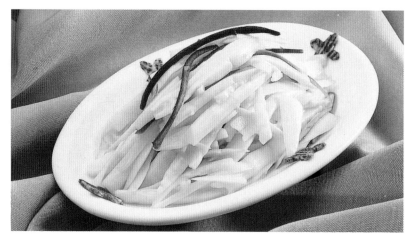

嫩笋中含有丰富的膳食纤维，不含有脂肪和碳水化合物，食用本品有助于减肥。

本食品性质偏凉，多用于春夏季节、炎热地区、易于上火的体质人群。

7 韭花炒蚕豆

食材： 韭菜50克、去壳鲜蚕豆
50克、蒜茸5克，精盐、
味精、食用油脂适量。

做法： 韭菜洗净切成短节，蚕豆焯
水断生；
锅内烧油，加入蚕豆和韭菜旺火快速炒断生，加入精盐、胡椒粉、味精、蒜
茸调味即可。

功效： 减肥瘦身。
韭菜和蚕豆含有丰富矿物质、维生素及膳食纤维，是理想的低热量食品。
本食品性质偏温，秋冬季节、寒冷地区、易于受寒的体质人群更宜食用。

8 凉拌蕨菜

食材： 蕨菜100克、蒜茸5克，精盐、白糖、生
抽、味精、辣椒油、香油适量。

做法： 蕨菜发好后，切成段，焯水煮断生；加
入蒜茸、精盐、白糖、生抽、味精、辣
椒油、香油拌匀即可装盘。

功效： 美体瘦身。
蕨菜含有丰富膳食纤维，不含有热能物
质，是减肥瘦身的理想食品。
本食品性质偏凉，多用于春夏季节、炎热地区、易
于上火的体质人群。

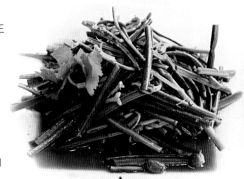

9 青椒肉丝

食材： 里脊肉50克、青椒50克，精盐、料酒、味精、酱油、水豆粉、食用油脂
适量。

做法： 里脊肉切成丝，用精盐、料酒码味，然后用水淀粉上浆；青椒切成肉丝；
锅内烧油，中油温炒肉丝散籽发白时加入青椒炒断生，加入精盐、酱油、胡
椒粉、味精调味；然后烹入芡汁收汁亮油即可出锅装盘。

功效： 补肾养血，美容健体。

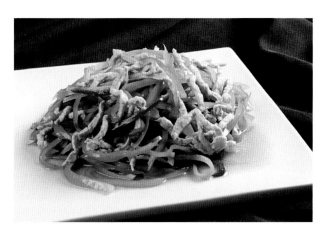

精瘦肉含有丰富蛋白
质和矿物质，脂肪含
量低，青椒含有丰富
的维生素和膳食纤
维，是减肥期间理想
的荤菜食品。
本食品性质偏温，秋
冬季节、寒冷地区、
易于受寒的体质人群
更宜食用。

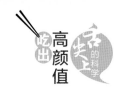

10 素炒空心菜

食材：空心菜100克、蒜茸5克，精盐、味精、食用油脂适量。

做法：空心菜洗净，掐成小段；锅内烧油，高油温快速炒空心菜至断生，加入蒜茸、精盐、味精调味即可。

功效：减肥瘦身。

空心菜含有丰富膳食纤维，不含有热能物质，是减肥瘦身的理想食品。

本食品性质偏凉，多用于春夏季节、炎热地区、易于上火的体质人群。

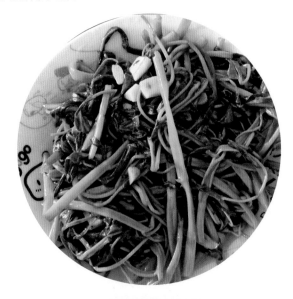

 二　胖身

从健康的角度来说，过于消瘦也是一种病。因为世界卫生组织早有规定：当一个人的体重长期低于标准体重［标准体重=（身高-100）×0.9］的10%以上，那么他就会处于消瘦状态。如果这种消瘦状态得不到及时有效的控制，骨瘦如柴，除了给人一种病西施的形象外，还会导致消化、神经、免疫、内分泌系统等多个系统的疾病。

当然，身体比较瘦，但筋骨肌肉结实、精力充沛、食欲旺盛者，仍属健康。

但若过度消瘦且觉身软无力、神疲倦怠，就该引起高度的重视了。

从中医学的认识上讲，造成身体消瘦、肌肉不丰满的最主要原因是，气血不足或阴虚火旺。

由于多种原因导致脾胃运化功能障碍，气血不能得到及时的化生，形体失于滋养；阴精是构成形体的基本物质，阴精亏虚，形体不仅得不到滋养，而且阴不敛阳，所导致的内热，更能使气血阴精消耗过度，如此而来，形体肌肉自然不可能丰满结实。

因此，防瘦胖身的关键在于调理脾胃、补益气血、滋生阴精、清降虚热。

| 胖身常用的食材 | » 椰肉、大枣、龙眼肉、荔枝、樱桃、桑葚等。
» 胡萝卜、番薯、南瓜等。
» 糯米、粟米、黑豆、黄豆、豆浆、栗子、榛子、莲子、花生、芝麻等。
» 鸡肉与蛋、鹌鹑肉与蛋、猪肉、羊肉、羊乳、狗肉、牛肉、牛乳及鱼类等。 |

| 胖身常用的食方 | **1 红油兔丁** |

食材： 兔肉100克、嫩笋50克、熟芝麻5克、葱丁5克，精盐、白糖、味精、生抽、油酥豆豉茸、油酥豆瓣、辣椒油适量。

做法： 将兔肉洗净后焯水，然后放入沸水中小火焖煮至断生，斩成小块；

嫩笋切成片，焯水后垫底，兔肉盖面，装盘；

取一调味碗，加入精盐、白糖、味精、生抽、油酥豆豉茸、油酥豆瓣、辣椒油调匀，加入葱丁和芝麻，然后浇

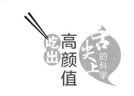

淋在兔肉表面。

功效：补血益气，强身健体。

兔肉含有丰富优质蛋白质，有利于气血两虚补充气血；又能促进消化吸收，有利于增强其身体体质，预防过于消瘦。

本食品性质平和，各个季节、各个地区、各种体质人群都可食用。

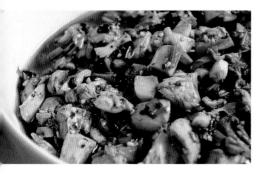

2 盐煎肉

食材：猪肥瘦肉100克、蒜苗50克，豆瓣酱、精盐、料酒、味精、酱油、豆豉、食用油脂适量。

做法：辣椒猪肥瘦肉切成薄片，蒜苗洗净切成马耳朵形；

锅内烧油，中油温小火炒肉片至水气干，并吐油时，加入豆瓣酱炒酥香，加入蒜苗炒断生；

最后加入精盐、料酒、味精、酱油、豆豉调味即可出锅装盘。

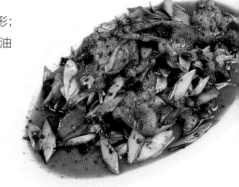

功效：增肥润肤。

肥瘦肉中含有丰富蛋白质和动物脂肪，对身体消瘦人群有一定的增肥效果。

本食品性质平和，各个季节、各个地区、各种体质人群都可食用。

3 粉蒸肉

食材：猪五花肉100克、鲜豌豆30克，蒸肉米粉、精盐、油酥豆瓣、豆腐乳汁、味精、酱油、白糖适量。

做法：将猪五花肉切成片，用精盐、酱油、豆腐乳汁、味精、白糖、蒸肉米粉、油酥豆瓣和匀码味；

然后装入蒸碗，肉片垫蒸碗下面，上面盖上豌豆，蒸笼蒸至肉软熟，出笼后翻扣在盘内即可。

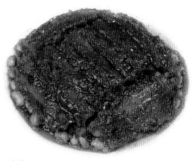

功效：健脾增胖。

肉片中含有丰富蛋白质和动物脂肪，对脾胃虚弱消瘦人群有一定增胖效果。

本食品性质平和，各个季节、各个地区、各种体质人群都可食用。

4 芋儿烧鸡

食材：仔鸡肉50克、芋头70克，莲米粉5克，姜米、蒜米、豆瓣酱、胡椒粉、精盐、料酒、味精、酱油、水豆粉、食用油脂适量。

做法：仔鸡肉斩成小块，码味后放入油锅中炸后捞出；芋头去皮洗净；

锅内烧油，中油温豆瓣酱至酥香，加入姜蒜米，掺入鲜汤，加入鸡肉和芋头，加入精盐、酱油、胡椒粉、味精调味，加入莲米粉，中小火烧制；

待鸡肉成熟，烹入芡汁浓汁亮油即可出锅装盘。

功效：健脾养胃，补血益气。

鸡肉具有补血益气的功效，芋头、莲米粉又有健脾养胃的作用，食用本品对

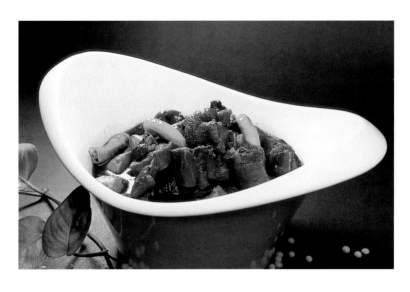

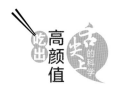

于脾胃不适、气血虚弱而消瘦型的人群有一定食疗效果。

本食品性质平和，各个季节、各个地区、各种体质人群都可食用。

5 土豆沙拉

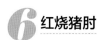

食材：土豆100克、胡萝卜20克、紫甘蓝10克、沙拉酱15克，精盐、味精适量。

做法：土豆去皮，切成丁，放入沸水中煮断生；

胡萝卜切成丁，紫甘蓝切丝；

然后加入精盐、沙拉酱、味精调味拌制均匀。

功效：强身增肥。

土豆中含有丰富的淀粉和维生素C，同时沙拉酱属于高热能食品，所以食用本品对需要增重的人士有一定益处。

本食品性质平和，各个季节、各个地区、各种体质人群都可食用。

6 红烧猪肘

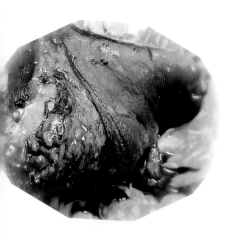

食材：猪肘200克，老姜、大葱、胡椒粉、精盐、醪糟汁、味精、酱油、糖色、食用油脂适量。

做法：猪肘刮洗干净，焯水捞出，放入垫有猪骨的砂锅中，注入汤汁；

加入胡椒粉、精盐、醪糟汁、味精、酱油、糖色调色调味，放入姜片和葱段；

小火慢慢煨至猪肘色泽棕红，汤汁浓稠，肉质软熟。

功效：润肤增重。

猪肘中含有丰富蛋白质和动物脂肪，有利于改善瘦弱体重和体力。

本食品性质平和，各个季节、各个地区、各种体质人群都可食用。

7 蓝莓山药

食材： 山药100克、蓝莓酱20克。

做法： 山药去皮洗净，切成长条；入沸水中焯水捞出，照图装盘，然后淋上蓝莓酱即可食用。

功效： 开胃健脾。

山药有开胃健脾的功效，对脾胃虚弱消瘦人群有一定开胃效果，从而达到增重的效果。

本食品性质平和，各个季节、各个地区、各种体质人群都可食用。

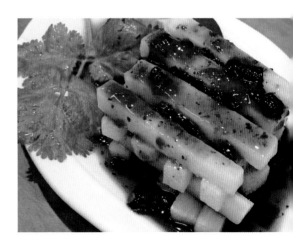

8 双椒牛仔骨

食材： 牛仔骨100克、青红椒20克，姜片、蒜片、葱丁、海鲜酱、胡椒粉、精盐、料酒、味精、酱油、水豆粉、食用油脂适量。

做法： 将青红椒切成2厘米长，在牛仔骨中加入精盐、味精、胡椒粉、酱油、海鲜酱、料酒拌匀，腌制；加入适量干豆粉拌匀备用；

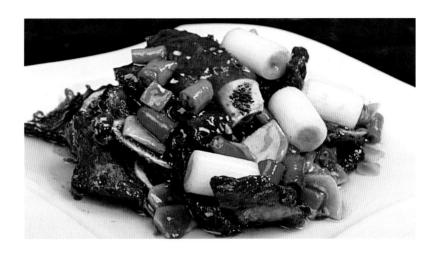

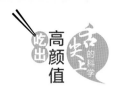

锅内烧油，将牛仔骨投入中油温中拉油，牛仔骨成浅黄色捞出沥油备用；用精盐、味精、白糖、酱油和少量的水豆粉调制成调味汁；

锅内加入适量油脂，加入姜蒜片炒香，加入牛仔骨煸炒，加入适量鲜汤略烧制；然后加入青红椒，最后淋入调味汁，待收汁亮油，装盘成菜。

功效： 强身健体。

牛仔骨中含有丰富的蛋白质，食用本品具有强身健骨的作用。

本食品性质偏温，秋冬季节、寒冷地区、易于受寒的体质人群更宜食用。

9 红枣乌鸡汤

食材： 乌鸡50克、红枣5克，老姜、大葱、胡椒粉、精盐适量。

做法： 乌鸡斩成小块，老姜拍破，大葱切成段，加入老姜、葱段、红枣；

将鸡放入砂锅中，加入鲜汤，小火慢慢炖至鸡肉软熟，加入精盐调味。

功效： 补血益气。

鸡、红枣都具有补益气血的作用，对于气血虚弱造成消瘦人群有一定食疗功效。

本食品性质平和，各个季节、各个地区、各种体质人群都可食用。

10 双椒毛肚

食材： 牛毛肚50克、山药粉10克、葱花5克、绿豆芽20克、鲜红辣椒5克，精盐、酱油、白糖、味精、香油、藤椒油适量。

做法： 将毛肚除去碱味洗净切成丝，鲜辣椒剁细，香葱切成葱花；

将毛肚入沸水中焯熟，捞出沥水，挤干水分，绿豆芽入沸水中焯水备用；

取一凉菜盘，豆芽垫底，毛肚盖在上面即可；

取一调味碗，加入精盐、白糖、味精、酱油、山药粉，加入适量鲜汤稀释，加入鲜辣椒末、藤椒油、香油，拌匀；然后淋入菜肴，最后撒葱花点缀即可。

功效：补中益气。

山药粉具有补中益气的功效，适宜于气衰血虚造成的消瘦人群。

本食品性质偏温，秋冬季节、寒冷地区、易于受寒的体质人群更宜食用。

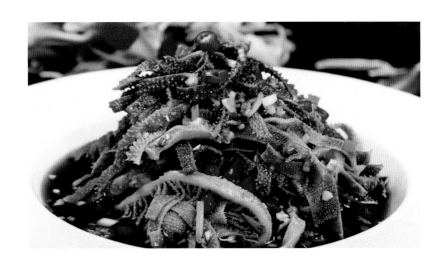

 三 **丰乳**

对女性而言，古今中外，似乎都认为婀娜多姿的身段离不开挺拔丰满的乳房，丰满的乳房更能彰显"女人味"。可是，现实中并不是人人都能拥有丰满的乳房，"太平公主"、"飞机场"、"篮球场"确实不少，很多人为此发愁，因此烦恼；更令人痛苦、懊恼的是，有些人企图手术丰乳，然而由于技术，或填胸材质，或本身是瘢痕体质等原因，结果更糟糕。

数据调查表明，34C大小的乳房是全世界审美标准都能接受的完美乳房。那么平胸或者乳房下垂是什么原因造成的呢？

一般而言，少女时期发育不好，或者遗传因素是造成平胸或者小乳的重要因素；至于乳房下垂，除与哺乳期喂奶过长，如有的哺乳长达1~2年有关外，还与人到中年皮肤的新陈代谢开始走下坡路，加上繁重的工作压力、不规律的生活习惯、不

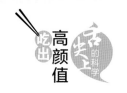

合理的饮食习惯等等有关，以致乳房开始松弛下垂。

中医学认为，乳房的丰满与否，与气血密切相关，尤其是哺乳后的女性，因为奶汁由气血所化。而在与脏腑的关系上，与脾、胃、肝又尤为密切，因为脾胃为气血化生之源，胃的经脉又直接穿过乳头中央；肝主贮藏血液、调节血量，其经脉布散整个乳房。

因此，丰乳的关键在于益气养血，调理脾胃与肝。

丰乳保养的
要点

青春期女性：为了促进乳房发育，应多摄入促进激素分泌和维生素E含量高的食品，如葵花籽油、玉米胚芽油、猪肝、牛奶、牛肉等；少吃油炸、辛辣以及咖啡、酒等刺激性食物，禁止吸烟。

产后女性：因怀孕时期体内雌性激素分泌，导致乳房急剧增大，等到生育后，由于体内雌性激素分泌减少，乳腺组织和脂肪渐渐减少，乳房缩水，因此乳房出现松弛，甚至出现下垂现象；另外，在哺乳期间，由于膳食结构不合理，气血虚弱，也会导致乳房缩水，使乳房松弛变小。因此，应该多摄入刺激内分泌系统分泌雌性激素的食物和蛋白质丰富的食物，如核桃、开心果等坚果，鱼肉、芝麻、大豆及其制品、木瓜、葛根等。

更年期女性：随着年龄的增大，卵巢分泌雌性激素会大大减少，因此出现身体走形、乳房萎缩下垂、皮肤松弛长斑等现象。因此，一是加强体育锻炼；二是多食胡萝卜、红枣、桂圆肉、燕窝等益气生血的食物，使气血得到充盈；三是在日常膳食中适当搭配木瓜、葛根等丰乳效果比较好的食物。

保持愉快的心情，不让肝气郁滞，气血瘀阻；按时作息、以避气血的耗损；合理膳食，以保证气血化生有源，从而避免乳房失养。

针对产后女性和更年期女性，出现乳房松弛或下垂的现象，除了注意饮食之外，还可以配合精油按摩，从乳房下沿，向乳房中心慢慢推拿，在乳房四周画圆螺旋式按摩，使乳房四周血脉畅通，气血充盈，长期坚持会收到意想不到的效果。

目前丰胸的方法大概有：运动丰胸（如按摩丰胸法、夹书丰胸法、水瓶丰胸术、简易丰胸操等）、药物丰胸（如丰胸精油）、食疗丰胸法等。

此处介绍一种常用、简单、有效的自我按摩方法，持之以恒，就会收到满意的效果。

1 按摩穴位

（1）膻中
位置：体前正中线，两乳头中间。
经属：任脉。足太阴，手太阳、少阳、任脉之会，通畅身体经络之气，丰胸。

（2）鹰窗穴
位置：从锁骨数下来第三根肋骨处向两侧平移至乳头上方。
经属：足阳明胃经。丰胸，击中冲击肋间神经和胸前神经。

（3）乳根穴
位置：乳头中央直下一肋间处。
经属：足阳明胃经，丰胸。

2 按摩方法

（1）对乳房局部施以弹拨法、摩法、揉法、神法（用食指与拇指尖捏提穴位，一提一放的动作）约10分钟，从乳房跟部向乳头施以抓挠法约2分钟，挤压提捏乳头约1分钟。

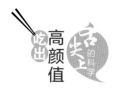
（2）推揉胸大肌由外上向内下以及点揉膻中穴、鹰窗穴、乳根穴分别 1 分钟 。

在操作的过程中，对乳房的按摩动作要轻柔，协调而有节律，从外周向乳头的方向逐步进行，每次按摩时间 15 分钟左右。按摩这些穴位可以疏经通络、活血化瘀，起到疏通乳腺管、减轻乳房胀痛、消除乳房硬块、丰胸等效果，而且通过局部刺激、按摩还可以调动机体的抗病能力，达到祛除病邪、调和气血及内脏功能的目的。

丰乳常用的食材

» 含蛋白质多的食物，如鲤鱼、鲫鱼、鲶鱼、章鱼、河虾、海虾、蛋、乳类食品。

» 多吃植物性脂肪和富含锌的谷类、豆类、动物肝和胰脏，还有花生、南瓜子等坚果。

» 海鲜类食物都含有丰富的矿物质——锌，能刺激荷尔蒙分泌，让胸部变丰满。如：牡蛎、蚵、蛤蜊。

» 胶质类胶质类食物含胶质丰富，这是丰胸必备的食物，如海参、鸡脚、鸭脚、牛筋、猪脚、猪尾巴。

» 此外，还有木瓜、葡萄、桂圆、山楂、桑葚、花生、醪糟等。

丰乳常用的食方

1 丰乳猪蹄汤

食材：猪蹄150克、花生20克、南瓜子10克、黄豆10克，老姜、大葱、胡椒粉、精盐适量。

做法：猪蹄洗净去毛，斩成小块；老姜拍破，大葱挽成团；

然后放入砂锅中，加入花生、南瓜子、黄豆、老姜、大葱，灌入清水，中小火慢慢煨至猪蹄软糯，加入精盐调味即可。

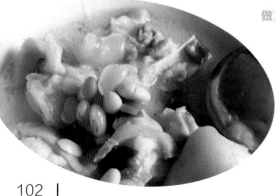

功效：美肤健体。

猪蹄、花生、南瓜子都是丰乳的食材，经常食用对丰乳有一定食疗效果。

本食品性质平和，各个季节、各个地区、各种体质人群都可食用。

 丰乳鲫鱼汤

食材：鲫鱼100克、木瓜50克，老姜、大蒜、大葱、胡椒粉、精盐、料酒、食用油脂适量。

做法：鲫鱼宰杀后去除鳞、鳃、内脏，洗净码味，然后放入锅中煎至两面黄，然后放入砂锅中；加入木瓜、老姜、大葱，灌入清水，中小火慢慢熬至汤呈乳白色，加入精盐调味即可。

功效：补气益血，丰乳美体。

本食品性质平和，各个季节、各个地区、各种体质人群都可食用。

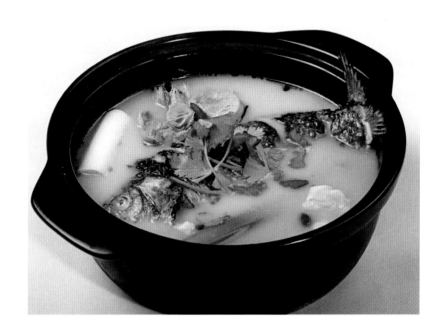

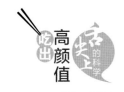

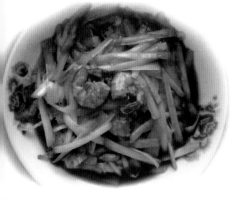

3 韭黄炒河虾

食材：河虾70克、韭黄50克，精盐、料酒、味精、酱油、食用油脂 适量。

做法：河虾洗净放入油锅中炸制捞出备用，韭黄切成段；

锅内烧油，中油温炒河虾和韭黄至断生，加入精盐、料酒、酱油、胡椒粉、味精调味可出锅装盘。

功效：补血生津。

河虾中含有丰富蛋白质和锌，经常食用有一定丰乳效果。

本食品性质偏温，秋冬季节、寒冷地区、易于受寒的体质人群更宜食用。

4 海蛤墨鱼汤

食材：墨鱼50克、海蛤20克，胡椒粉、精盐适量。

做法：海蛤和墨鱼洗净，斩成小块，老姜拍破，大葱挽成团；

然后放入砂锅中，灌入清水，中小火慢慢煨制，最后加入精盐、胡椒粉调味即可。

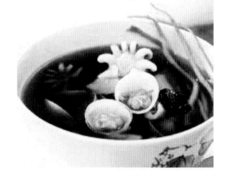

功效：补血益气，丰乳美体。

海蛤和墨鱼含有丰富的锌，都是丰乳好食品，同时对气血虚弱者也有补益气血的功效。

本食品性质偏温，秋冬季节、寒冷地区、易于受寒的体质人群更宜食用。

5 丰乳牛鞭汤

食材：牛鞭30克、土鸡肉50克、红枣5克，老姜、大葱、胡椒粉、精盐适量。

做法：牛鞭和土鸡肉洗净，切成小块，
老姜拍破，大葱挽成团；
然后放入砂锅中，灌入清水，加
入红枣，中小火慢慢煨制软熟，
最后加入精盐、胡椒粉调味即可。

功效：补血益气，滋阴壮阳。
牛鞭具有滋阴壮阳的作用，红枣
有补气养血的功效，此汤有丰乳
健胸的食疗效果。

本食品性质偏温，秋冬季节、寒冷地区、易于受寒的体质人群更宜食用。

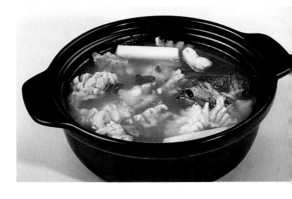

 木瓜排骨汤

食材：猪排骨50克、木瓜50克、花生20克，老姜、大蒜、大葱、胡椒粉、精盐、
料酒、味精 适量。

做法：排骨洗净，斩成小块后焯水；木瓜去皮，切成小块；老姜拍破，大葱挽成团；
然后将排骨、花生和木瓜放入砂锅中，灌入清水，放入姜葱，中小火慢慢
煨制软熟，最后加入精
盐、胡椒粉调味即可。

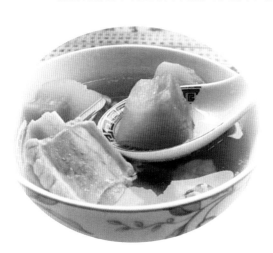

功效：丰乳美体。
排骨中含有丰富蛋白质，
木瓜和花生是理想丰乳食
品，此汤长期食用有一定
丰胸效果。
本食品性质平和，各个季
节、各个地区、各种体质
人群都可食用。

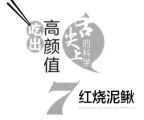

7 红烧泥鳅

食材： 泥鳅100克、青笋50克、山药30克，老姜、大蒜、大葱、豆瓣、泡辣椒、胡椒粉、精盐、料酒、味精、酱油、水豆粉、食用油脂 适量。

做法： 泥鳅宰杀洗净，入油锅中炸制；青笋和山药切成条，老姜和大蒜切成指甲片，大葱和泡辣椒切成节；

锅内烧油，中油温炒豆瓣至酥香，加入姜蒜、大葱、泡辣椒炒香，加入鲜汤，加入泥鳅、山药和青笋条小火烧制熟，加入精盐、酱油、胡椒粉、味精调味；最后勾入水豆粉浓汁亮油即可出锅装盘。

功效： 补益脾胃。

泥鳅含有丰富蛋白质和矿物质，山药具有健胃健脾的功效，本品对气血不足型平胸者有一定食疗效果。

本食品性质平和，各个季节、各个地区、各种体质人群都可食用。

8 铁板八爪鱼

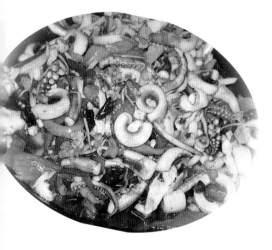

食材： 八爪鱼100克、洋葱50克、小米辣10克，老姜、大蒜、葱花、豆瓣酱、精盐、料酒、味精、酱油、孜然粉、食用油脂适量。

做法： 八爪鱼切成小块后码味，青笋切成粗丝，小米辣切成粒，老姜和大蒜切成指甲片；将八爪鱼入油锅中炸熟，捞出；

锅内烧油，中油温炒豆瓣至酥香，加入小米辣、姜蒜片炒香，加入八爪鱼和洋葱丝炒断生，加入精盐、酱油、胡椒粉、味精调味，最后撒入孜然粉即可出锅装盘。

功效：补血益气。

八爪鱼中含有丰富蛋白质和锌，对丰乳有一定帮助。

本食品性质偏温，秋冬季节、寒冷地区、易于受寒的体质人群更宜食用。

 红烧海参

食材：水发海参70克、猪肉臊子30克、小白菜30克，姜米、蒜米、葱花、豆瓣酱、胡椒粉、精盐、料酒、味精、酱油、水豆粉、食用油适量。

做法：将海参切成片，肉臊子炒好备用，小白菜焯水备用；

锅内烧油，中油温炒豆瓣至酥香，加入姜蒜米和葱炒香，加入鲜汤，加入海参和肉臊子一起小火烧熟入味；

加入精盐、酱油、胡椒粉、味精调味，然后烹入芡汁浓汁亮油，即可出锅装盘。

功效：丰乳健体。

海参含有丰富蛋白质和矿物质，锌含量高，对丰胸有一定的效果。

本食品性质偏凉，多用于春夏季节、炎热地区、易于上火的体质人群。

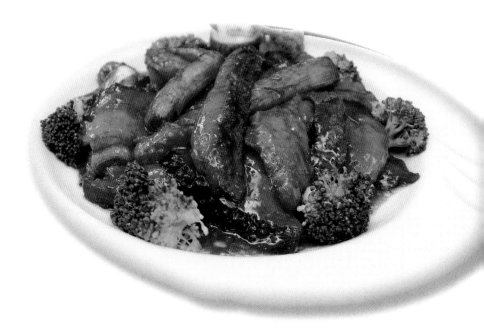

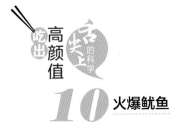

10 火爆鱿鱼

食材：鲜鱿鱼70克、韭菜50克，胡椒粉、精盐、料酒、味精、酱油、水豆粉、食用油脂适量。

做法：鲜鱿鱼剞十字花刀，切成麦穗型，用精盐、料酒码味，然后用水淀粉上浆；韭菜切成段；

锅内烧油，高油温旺火爆炒鱿鱼，加入韭菜炒断生，加入精盐、酱油、胡椒粉、味精调味；然后烹入芡汁收汁亮油即可出锅装盘。

功效：养肝补血，丰乳美体。

鱿鱼中含有丰富蛋白质和矿物质，尤其锌含量高，丰乳有一定食疗效果。

本食品性质偏温，秋冬季节、寒冷地区、易于受寒的体质人群更宜食用。

四 美臀

女性身材曲线，是自然界最美丽的曲线，而臀部又是构成这道曲线的一个重要组成部分。因此，看一个女性的身材健美，除看胸乳、腰腿等外，还看臀部，尤其西方人普遍认为女性一定要有完美紧翘的臀部才算美。所谓女人要有"三翘"，其中一翘就是指臀翘，健美的臀部是女性美的一个重要标志。

从中医学认识的角度分析，影响臀部健美的原因，除了素体体质消瘦外，臀部肌肉的不发达，多与长期的久坐、多卧、少于运动，或经常过食肥腻食物，使得脾胃运化、转输水湿的功能障碍，而致痰浊水湿内聚或气血瘀滞，导致臀部肌肉松弛有关；此外，劳倦过度损伤脾胃，以致气血不足，臀部失于滋养，也会导致臀部瘦削。

美臀的方法很多，比如运动美臀，食疗美臀，障眼美臀，汗蒸美臀，按摩美臀，药物局部涂抹美臀等。但关键在于调理脾胃，让其运化水谷精微的功能旺盛，从而气血得以化生，水湿得以代谢，臀部既得到气血滋养而丰满，又不因水湿阻滞而松弛，自然结实、紧翘、健美。

心情愉悦，避免抑郁恼怒，以防肝郁气滞而致气滞水停，加重体内的痰湿。

坚持洗热水澡，晒太阳，衣着尽量宽松，并用棉、丝、麻等透气散湿的天然纤维，以助津液的循行，减少肌肤的湿气。

坚持运动健身，改善、增进心肺功能；控制体重；有目的地进行肌肉强度及耐力训练，以消除局部脂肪。

遵守"四低二高"的原则（低热量、低糖、低盐、低脂、高蛋白、高纤维），少食肥甘厚腻，远离油炸食物，少吃肥肉、黄油、动物内脏、速食面、糕点、汉堡、炸鸡、汽水、可乐、果汁、冰淇淋、炒货、巧克力、各种酱菜及腌制品。

控制饮水量，多喝水会加重体内痰湿。每天的喝水量由小便的颜色来决定，总以小便不黄为原则。

多摄取能够健脾利湿、宣肺化痰的食物。

» 黄瓜、冬瓜、洋葱、土豆、芋头、西兰花、茼蒿、菱角、青椒、南瓜、毛豆、刀豆、胡萝卜、四季豆、豇豆、蒜苔、白萝卜、藕、蘑菇、香菇、猴头菇、香菜等。

» 草莓、菠萝、木瓜、山楂、草莓、柠檬、橄榄、柚子、番石榴、奇异果、柑橘、樱桃等。

» 黄豆、豆腐、青豆、黑豆、蚕豆、豌豆、四季豆、白扁豆、板栗、糙米、荞麦、燕麦、玉米、山药、薏米、赤小豆等。

» 鹌鹑、鹌鹑蛋、鸡肉、鸭肉、鹅肉、鹅蛋、鸽肉、牛肉、牛肚、猪肚、瘦肉、兔肉等（应多以豆类替代肉类摄取）。

» 海带、海藻、紫菜、鳝鱼、带鱼、三文鱼、凤尾鱼、黄花

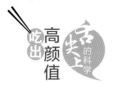

鱼、鳜鱼、鲤鱼、青鱼、鲫鱼、泥鳅、鲶鱼、鲢鱼等。

» 其他：低脂牛奶、茶等。

美臀常用的
食方

1 韭菜牛柳

食材： 精牛肉50克、韭菜50克，老姜、大蒜、胡椒粉、精
盐、料酒、味精、嫩肉粉、水豆粉、食用油适量。

做法： 牛肉切成片，韭菜切细。将牛肉片用精盐、嫩肉粉、料
酒码味，然后用水淀粉上浆；
锅内烧油，中油温炒肉片散籽发白时加入韭菜炒断生，
加入精盐、酱油、胡椒粉、味精调味；
然后烹入芡汁收汁亮油即可出锅装盘。

功效： 补血益气，丰臀提臀。
牛肉具有健脾补胃，益气血，强筋壮
骨的功效，经常食用对丰臀提臀有一
定效果。
本食品性质偏温，秋冬季节、寒冷地
区、易于受寒的体质人群更宜食用。

2 干煸四季豆

食材： 四季豆100克、芽菜10克、肉末20克，精盐、味
精、酱油、水豆粉、食用油脂适量。

做法： 四季豆切成段，肉末炒酥香备用；
锅内烧油，小火煸炒季豆断生，加入肉
末和芽菜炒香炒熟，加入精盐、酱
油、味精调味。

功效： 健身美体。
本品含有丰富维生素和矿物质，
脂肪含量很少，食用本品对

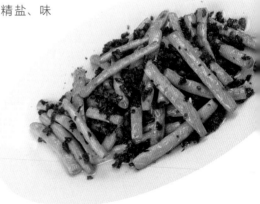

美体靓肤有一定效果。

本食品性质偏凉，多用于春夏季节、炎热地区、易于上火的体质人群。

3 蒜茸茼蒿

食材：茼蒿200克、蒜茸5克，精盐、白糖、味精、食用油适量。

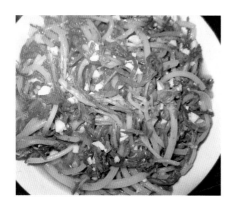

做法：茼蒿洗净整理，锅内烧油，高油温炒茼蒿至断生，加入蒜茸、精盐、白糖、味精调味。

功效：靓肤美体。

茼蒿含有丰富的维生素C和膳食纤维，不含有脂肪，是低热能食品，食用本品有利于减肥提臀。

本食品性质偏凉，多用于春夏季节、炎热地区、易于上火的体质人群。

4 野菌回锅肉

食材：猪臀肉50克、野菌50克、蒜苗20克、陈皮3克，豆瓣酱、精盐、味精、酱油、食用油脂 适量。

做法：猪臀肉水煮至断生捞出晾冷，切成薄片；干野菌和干陈皮用水发回软备用，蒜苗切成马耳朵形；

锅内烧少量食用油，中油温炒肉片至吐油呈灯盏窝状，加入豆瓣酱炒香上色，加入野菌、陈皮和蒜苗炒断生，加入精盐、酱油、味精调味。

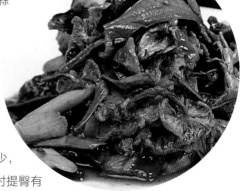

功效：顺气化痰。

本品肉片中油脂已炒出，脂肪含量少，不会导致肥胖，陈皮能顺气消痰，对提臀有

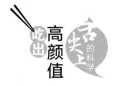

一定的效果。

本食品性质平和，各个季节、各个地区、各种体质人群都可食用。

5 鸽子汤

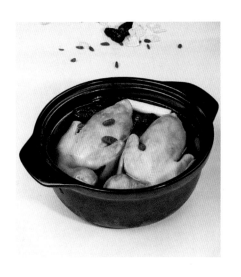

食材：鸽子50克、红枣5克，精盐、味精 适量。

做法：鸽子洗净，放入砂锅中，掺入水，加入红枣小火煨至鸽肉软熟，最后加入精盐、味精调味。

功效：补血益气。

鸽子、红枣都有补血益气的功效，对翘臀有一定效果。

本食品性质偏温，秋冬季节、寒冷地区、易于受寒的体质人群更宜食用。

6 干煸兔肉

食材：兔肉100克、老姜片5克、蒜片5克、干辣椒节5克，干花椒1克、精盐、料酒、味精、酱油、白糖、食用油脂、香油、熟芝麻适量。

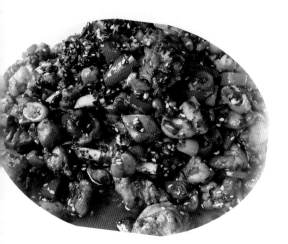

做法：兔肉斩成小丁，加入精盐、料酒码味；然后投入油锅中炸制，待兔肉呈浅黄色时捞出；

锅内烧油，中油温炒干辣椒和干花椒，加入炸好的兔丁，小火煸炒，加入姜片和蒜片炒香；

再加入精盐、料酒、味精、酱油、白糖调味，最后滴入香油，撒入熟芝麻。

功效：美体提臀。

兔肉中含有丰富蛋白质和矿物质，脂肪和胆固醇含量少，有利于美体肥臀。
本食品性质平和，各个季节、各个地区、各种体质人群都可食用。

7 鲜熘鱼片

食材：净鱼肉100克，青椒、红椒、鸡蛋清、胡椒粉、精盐、料酒、味精、豆粉、食用油适量。

做法：鱼肉切成片，用精盐、料酒码味，然后用蛋清豆粉浆上浆；

青椒和红椒切成菱形片；

锅内烧油，中油温熘鱼片，散籽发白时加入青椒和红椒炒制，加入精盐、胡椒粉、味精调味；然后烹入芡汁收汁亮油即可出锅装盘。

功效：养颜美体。

鱼肉中含有丰富蛋白质和矿物质，含有少量脂肪，食用本品不会导致长胖，对丰臀有一定效果。

本食品性质偏凉，多用于春夏季节、炎热地区、易于上火的体质人群。

8 糖醋花生仁

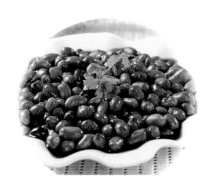

食材：鲜花生仁50克，精盐、白糖、酱油、白醋、味精、葱花、小米辣适量。

做法：花生仁去皮，加入精盐、酱油、白糖、味精调成甜酸味感，然后加入葱花和小米辣。

功效：丰臀增智。

花生人称"长寿果"，含有丰富蛋白质和矿物质及必需脂肪酸等营养物质，有滋养补益作用，经常食用有一定的丰臀效果。

本食品性质平和，各个季节、各个地区、各种体质人群都可食用。

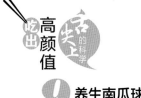

9 养生南瓜球

食材： 老南瓜70克、糯米粉10克、澄粉10克、白糖5克、山楂酱10克。

做法： 将南瓜去皮切成厚片平铺蒸笼上，锅上汽大火蒸熟，装入纱布去掉多余的水分，放入不锈钢盆中，搅拌成南瓜泥；

将澄粉、糯米粉、白糖放入南瓜泥中，

和成面团；

将南瓜面团搓条、切成5克一个，

搓成小球，放入水中煮熟,装入

小碗中；

将山楂酱浇淋在煮熟的南瓜球

上即可。

功效： 健胃消食，健美提臀。

南瓜有益气补中，消食健胃，降

脂降压等功效。

本食品性质偏温，秋冬季节、寒冷地区、易于受寒的体质人群更宜食用。

10 腊肉豌豆

食材： 腊肉50克、鲜豌豆30克，精盐、味精、酱油、食用油脂适量。

做法： 腊肉水煮至熟，捞出切成黄豆粒大小；

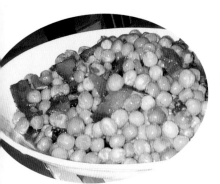

锅内烧油，中油温炒腊肉粒炒香炒熟，然后加入豌豆炒制，加入精盐、酱油、胡椒粉、味精调味，出锅装盘即成。

功效： 补中益气。

腊肉益气养血；豌豆富含丰富的维生素、钙、膳食纤维等人体所需的营养，有补中益气的功效。

本食品性质平和，各个季节、各个地区、各种体质人群都可食用。